HERMANN KIRCHNER

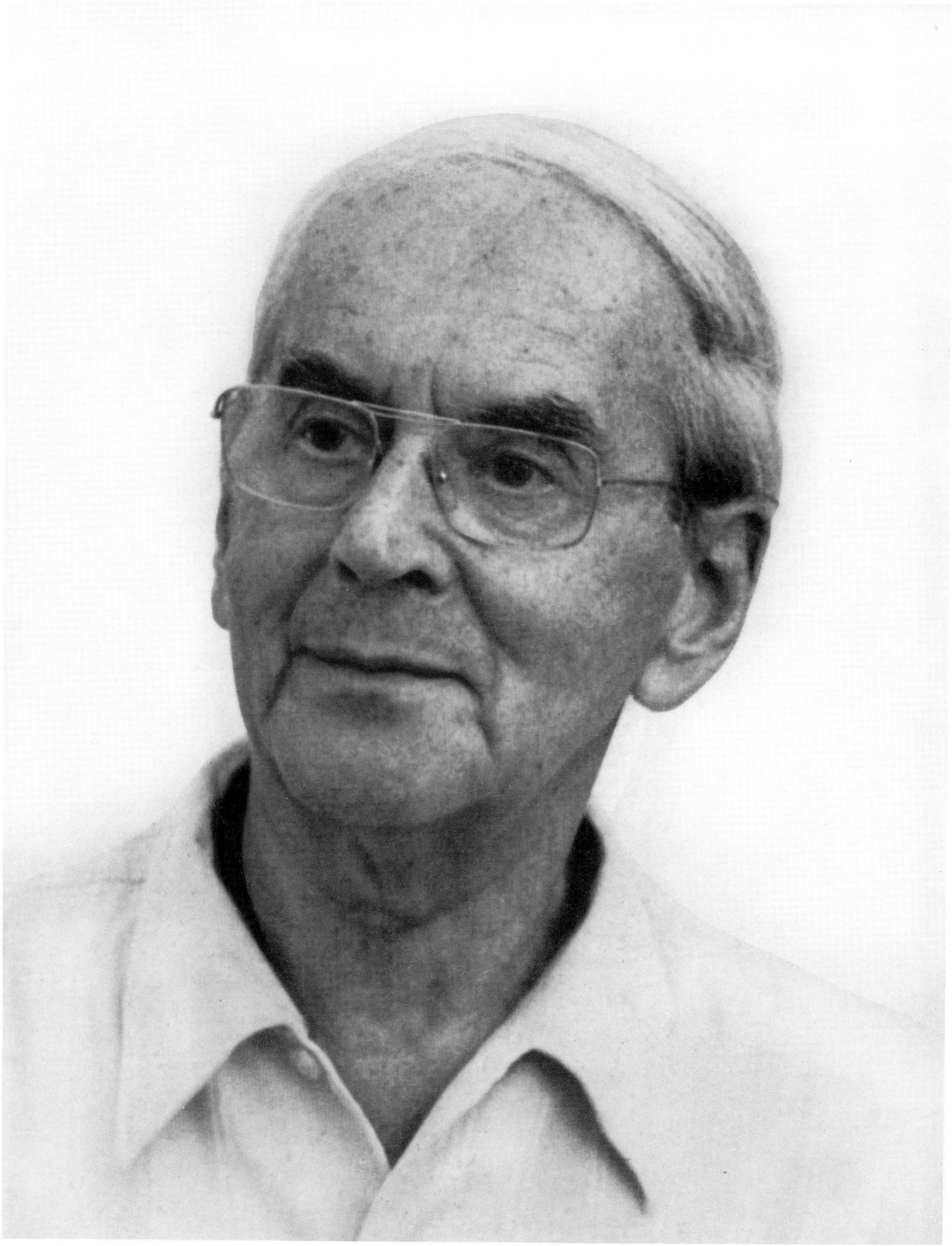

HERMANN KIRCHNER

LEBEN UND WERK

Eine Monographie mit Beiträgen
von Ernst Bühler und Heimo Rau

VERLAG FREIES GEISTESLEBEN

CIP-Kurztitelaufnahme der Deutschen Bibliothek

Hermann Kirchner: Leben u. Werk; e. Monographie / mit Beitr. von Ernst Bühler u. Heimo Rau. – Stuttgart: Verlag Freies Geistesleben, 1986.

ISBN 3-7725-0835-9

NE: Bühler, Ernst [Mitverf.]; Rau, Heimo [Mitverf.]

Einband: Walter Krafft, unter Verwendung des Gemäldes «Pflanzen» von Hermann Kirchner

Reproduktionen: Willy Berger, Stuttgart
Satz und Druck: Greiser, Rastatt
Buchbinderische Verarbeitung: Spinner, Ottersweier

Inhalt

Ernst Bühler: Lebenslauf 7

Ernst Bühler: Das Werk und seine Themen 20

Gemälde Abb. 1–40

Grafische Arbeiten Abb. 41–62

Karikaturen Abb. 63–70

Plastik und Relief Abb. 71–80

Aus Aufzeichnungen von Hermann Kirchner 108

Heimo Rau: Der Künstler in seiner Umwelt 112

Verzeichnis der Abbildungen 126

Lebenslauf

Kindheit

Hermann Kirchner wurde am 19. Juni 1899 in Breslau geboren. Sein Vater stammte aus Schlesien und war ein kritischer, dem Denken seiner Zeit in mancher Beziehung widersprechender Geist. Er war aber ein still nach innen gewendeter, in keiner Weise Aufsehen erregender Mann. Seiner äußeren Erscheinung nach wurde von seinen Verwandten und Bekannten eine auffallende Ähnlichkeit mit Nietzsche festgestellt. Vom fein gegliederten Körperbau, dem eher kleinen Wuchs, der mächtigen Stirn, dem durchdringenden Blick und dem kräftigen Schnurrbart her soll durchaus eine Ähnlichkeit bestanden haben. Er lebte ganz seiner Buchbinderkunst, wurde seines meisterhaften Könnens wegen von seinen Kunden sehr geschätzt und auf bibliophilen Ausstellungen ausgezeichnet. Er hatte eine starke Beziehung zu Goethe, und zwar nicht in erster Linie zu seinem dichterischen Werk, sondern vielmehr zu seinen naturwissenschaftlichen Schriften. Die Mutter war eine Schweizerin, kam aus Münchenstein bei Basel und hat still ihren mütterlichen und häuslichen Pflichten gelebt.

Hermann wuchs mit seiner älteren Schwester heran und fiel früh durch sein feinbesaitetes Wesen auf. In großer Liebe und Hingabe verband er sich mit einem mongoloiden Büblein aus der Nachbarschaft und konnte sich nur schwer damit abfinden, daß es nicht gemeinsam mit ihm die Schule besuchen durfte. Auch am Leben von Pflanzen und Tieren vermochte er innigen Anteil zu nehmen. Einmal erhielt er von der Mutter Bohnen und pflanzte sie heimlich in den Rasen des Stadtparks. Er freute sich über ihr Wachstum und Gedeihen, bis der Parkwärter sie fand, ihn beschimpfte, die Sprößlinge ausriß und auf den Abfall warf.

Einen starken Eindruck machten auf den empfindsamen Knaben die seinem Elternhaus benachbarten Kirchen des Domviertels. Auch die farbigen Messgewänder der ministrierenden Kameraden und ihr feierliches Amt haben den evangelisch getauften Knaben tief bewegt. Sie weckten in ihm das Bedürfnis nach Schönheit und verehrendem Erleben.

Schon früh fiel seine Begabung im Zeichnen auf. Die Besitzerin eines benachbarten Papierladens wurde darauf aufmerksam und suchte ihn für die Ausführung eines Auftrages zu gewinnen. Sie besaß in ihrer Verkaufsserie von Ansichtskarten auch Abbildungen von griechischen Plastiken. Weil die Nacktheit der Gestalten mit dem sittlichen Gewissen der Krämerin nicht zu vereinbaren war, gab sie dem kleinen Kirchner den Auftrag, sie für ein bescheidenes Honorar farbig einzukleiden. Die zeichnerische Begabung wurde aber auch von Prof. Hans Poelzig, dem Architekten und damaligen Direktor der Kunstakademie, wahrgenommen, was dazu führte, daß der Knabe schon mit zwölf Jahren an Abendkursen der Akademie teilnehmen durfte.

Lehr- und Kriegsjahre

Nach seiner Schulzeit trat der junge Kirchner in die Fußstapfen seines Vaters, begab sich in eine vierjährige Lehre für Buchbinderkunst und besuchte gleichzeitig die Kunstgewerbeschule. Nach der Abschlußprüfung entschloß sich der in keiner Weise robuste, kaum mehr als hundert Pfund wiegende Jüngling zur großen Bestürzung seiner Eltern, als Freiwilliger in den Krieg zu ziehen. Er meldete sich zu den Elitetruppen, wollte Gebirgsjäger oder Flieger werden, mußte aber mit einem Infanterieregiment vorliebnehmen. Nach einer Zuteilung zur Heeresdruckerei wurde er nach Brüssel versetzt. Sein Kompaniechef würdigte das künstlerische Talent des jungen Soldaten, indem er ihm gestattete, während der Dienstzeit die Kunstmuseen der Stadt zu besuchen. Die Begegnung mit großen Meisterwerken der Malerei vermochte ihn aber nicht davon abzuhalten, sich zum Einsatz an die Westfront zu melden. In der Marneschlacht lernte er die Schrecken des Krieges kennen. Die Not und das Entsetzen seiner verwundeten und sterbenden Kameraden prägten sich tief in seine Seele und haben sich auch in seine vielen während der Kriegsjahre gezeichneten Gesichter eingegraben.
Die Tatsache, daß in der Marneschlacht von seiner Einheit nur er und einige wenige Kameraden übrigblieben, während alle andern fielen, hat ihm sehr zu denken gegeben. Ist das Zufall oder gibt es eine Macht, die lenkend über uns steht und schicksalsbestimmende Bedeutung hat? Diese Frage beschäftigte den jungen Kirchner sehr. Er war als ein allem Göttlichen gegenüber Zweifelnder in den Krieg gezogen und wurde von den schrecklichen Erlebnissen innerlich so aufgerissen, daß er nach der Rückkehr seinem Leben gegenüber voll brennender Fragen war. Eines Tages las er an einer Plakatsäule die Ankündigung eines Vortrags über «Das Leben nach dem Tod» von Rektor Bartsch, dem Leiter eines Breslauer Gymnasiums. Dieses Thema hat ihn sehr angesprochen, weil er sich mit den vielen im Krieg gefallenen Kameraden in

Gedanken weiter verbunden fühlte. So ist der erste Kontakt mit der Anthroposophie über das Gedenken an die ihm durch den Tod entrissenen Kameraden entstanden.

Jugendbewegung und Anthroposophie

Die Inhalte der Geisteswissenschaft Rudolf Steiners bewegten den aus dem Krieg zurückgekehrten jungen Kirchner so stark, daß er nicht mehr davon lassen konnte. Und doch war es ihm Jahre hindurch nicht möglich gewesen, sich zum Eintritt in die Anthroposophische Gesellschaft zu entschließen. Als dann 1921 Rudolf Steiner nach Breslau kam, um in einem Vortrag zu den Mitgliedern der Gesellschaft zu sprechen, ließ er Hermann Kirchner trotzdem als Zuhörer teilnehmen.

Über die Wirkung dieses ersten Vortrages hat sich Kirchner nie ausgesprochen. Aber die Art und Weise, wie Steiner nach dem Krieg auf die Fragen der erschütterten, neue Wege suchenden Jugend einzugehen vermochte, hat auf ihn großen Eindruck gemacht. Die Tatsache, daß sich die Menschheit an einer Wende befinde, die von der Jugend eher vage empfunden als klar erkannt wurde, stellte Steiner so aufschlußreich dar, daß sich Kirchner gemeinsam mit Leuten aus dem «Wandervogel» und anderen Jugendbewegungen zur Anthroposophie hingezogen fühlte. So entstand der «Anthroposophische Jugendbund», später «Freie Anthroposophische Jugend» genannt. In diesem Kreis hat das stille, nach innen gewendete Wesen Hermann Kirchners eine stark prägende Wirkung ausgeübt.

Das Suchen nach Antwort auf die Fragen, welche die Jugend bewegten, zeigte sich zuerst in Formen, die vor allem nach außen in Erscheinung traten. Man sprengte die als spießbürgerlich empfundenen Formen des bürgerlichen Lebens und lockerte die Bindung an traditionelle und familiäre Bande. Mädchen und Jungen trafen sich früh am Sonntagmorgen und gingen zusammen «auf Fahrt». Sie wanderten durch die Oderwälder, voran die Wimpel, dazu ein paar Gitarren mit vielen bunten Bändern. Sie kampierten auf freiem Felde oder übernachteten in Scheunen, sangen beim Lagerfeuer zur Laute oder Gitarre, schwammen in der Oder und versuchten so, in der Reinheit der Natur mit den Quellen des Lebens verbunden zu sein. Es wurde aber eingesehen, daß im Suchen nach den Quellen des Lebens, nach dem in der Welt wirkenden Geiste die Wandervogel-Romantik nicht ausreicht. Man bemühte sich um ein Erkenntnisvermögen, das über das bloß gefühlsmäßige Erleben hinausgeht. Ebenso stark wurde empfunden, daß es nicht beim Studieren entscheidender Welt- und Lebensfragen bleiben darf, sondern daß sich das Denken bis in die praktische Lebensgestaltung hinein auswirken muß.

Zwischen neuen Horizonten und handwerklicher Arbeit

Rudolf Steiner versuchte schon damals, der Gefährdung der elementaren Lebensgrundlagen mit einer neuen, auf die Quellen des Lebendigen aufbauenden Landwirtschaft zu begegnen. Aus diesem Bestreben heraus wurde der Landwirtschaftliche Kurs veranstaltet, der in der Zeit vom 7. bis 16. Juli 1924 in Koberwitz bei Breslau stattfand. Nur wenige Tage zuvor hatte Rudolf Steiner einem kleinen Kreis von Heilpädagogen, Ärzten und Priestern in Dornach im Heilpädagogischen Kurs neue, in mancher Beziehung überraschende Perspektiven zur Behandlung seelenpflegebedürftiger Kinder eröffnet. Im Herbst folgten dann der Dramatische Kurs zur Erneuerung der Bühnenkunst und der Pastoralmedizinische Kurs.
Neben dieser gewaltigen Fülle von Erneuerungsimpulsen aus der Geisteswissenschaft Rudolf Steiners müssen auch die an der Breslauer Akademie wirkenden Pioniergestalten der modernen Kunst auf Hermann Kirchner Eindruck gemacht haben. Mit Otto Müller und Oskar Schlemmer waren die «Brücke» und das «Bauhaus» und damit wichtigste Strömungen der Avantgarde vertreten. Neben seinen Bemühungen um die Kunst und seiner Beteiligung an der anthroposophischen Jugendarbeit hat Hermann Kirchner in der Buchbinderkunst die Meisterprüfung abgelegt und durch Jahre hindurch eine Werkstatt geleitet.
Nun sah er sich vor die Frage gestellt: Wie soll mein Leben weitergehen? Der Heilpädagoge Albrecht Strohschein machte große Anstrengungen, ihn für das heilpädagogische Institut Pilgramshain in Schlesien zu gewinnen. Gleichzeitig nahm ihn die von bedeutenden Zeitgenossen neu formulierte Aufgabe der Kunst immer stärker in Beschlag.
Wenn er sich 1928 für Pilgramshain entschied, geschah es wohl in erster Linie aus der Hoffnung heraus, das Künstlersein mit dem Lehrersein verbinden zu können, etwa so, wie es Rudolf Steiner 1919 in seiner Ansprache zur Eröffnung der ersten Waldorfschule in Stuttgart beschrieben hat: «Alles, was wir künstlerisch vollbringen können, wird doch erst ein Höchstes, wenn wir es einlaufen lassen können in die höchste Kunst, in der uns nicht totes Kunstmaterial wie Ton und Farbe übergeben ist, sondern in der uns, unvollendet, der lebendige Mensch übergeben ist.»

Pilgramshain

Aus dieser Gesinnung heraus ist Hermann Kirchner nach Pilgramshain gegangen, um zusammen mit der Eurythmistin Edith Wehner, die später seine Frau wurde, das neugegründete Heim durchtragen zu helfen.
Es war eine große Überraschung für ihn, schon am Anfang seiner heilpädagogischen Tätigkeit an epileptischen Kindern zu erleben, daß vor einem Anfall entstandene Malereien geballter und steifer ausfielen als solche, die nach dem Anfall gemalt wurden. Diese Erscheinung veranlaßte ihn, der Epilepsie und anderen Erkrankungen durch Farbübungen entgegenzuwirken. Er ging von der Voraussetzung aus, daß das Malen aus reinen Farben ein tieferes Erleben ermöglicht, als wenn die Farben an irgendeinem Gegenstand erscheinen. Dabei erschloß sich ihm die Tatsache, daß bei vorhandenen Störungen durch den malerischen Umgang mit der Farbe ausgleichende Wirkungen möglich sind. Diese Einsicht hat damals, als die Bedeutung der Kunst als Therapie noch weitgehend unbekannt war, wie eine Pioniertat gewirkt.
Bevor Hermann Kirchner therapeutisch auf einzelne Kinder einwirken konnte, mußte er die Ursachen der Störungen kennen, sich um die Diagnose bemühen. Das geschah in der Weise, daß den Kindern die Möglichkeit gegeben wurde, sich ganz spontan im Farbigen auszuleben, wodurch die Symptome der Erkrankungen in Erscheinung treten konnten.
Die Kunst hat aber schon an und für sich, ohne spezielle Ausrichtung auf eine Therapie, eine gesundende Wirkung. Das erfuhr Hermann Kirchner, wenn er in seinem Atelier vor der Staffelei stand und an einem Bild malte. Da war oft gleichzeitig ein schwer geschädigtes Kind im Raum, das nicht sich selber überlassen werden durfte. Das Bemühen um die Gestaltung des allmählich entstehenden Bildes wirkte durch die schöpferische Atmosphäre des Werdens harmonisierend auf das Kind. So hat Hermann Kirchner immer wieder die Erfahrung gemacht, daß sein Hingegebensein an die Ausgestaltung eines werdenden Bildes eine beruhigende, ausgleichende Wirkung auf das Verhalten gestörter Kinder hatte. Deshalb blieb die Türe zu seinem Atelier stets offen, und die Kinder hatten in ihrer Freizeit freien Zutritt. Es muß für sie ein starkes, wenn auch nicht sehr bewußt registriertes Erleben gewesen sein, ihren Lehrer während seiner Freizeit fast pausenlos an der Staffelei, beim Zeichnen oder bei einer anderen künstlerisch gestaltenden Arbeit anzutreffen. Durch dieses stetige kreative Bemühen wurden in der pädagogischen Betreuung äußerst schwieriger Kinder oft erstaunliche Lösungen möglich. Die im künstlerischen Gestalten geübte Fähigkeit ganzheitlichen Erlebens wirkte sich in der Diagnose wie in der Therapie hilfreich aus. So erkannte Hermann Kirchner zum Beispiel schon früh, daß Kinder, die in hysterischen Anwand-

lungen außer Rand und Band geraten können, vor zu starker Öffnung nach außen zu schützen sind. Das geschieht, indem sie in leiblicher wie in seelischer Hinsicht mit entsprechenden Hüllen umgeben und so vor starken Einwirkungen von außen abgeschirmt werden. So kamen in vielfältiger Weise erfindungsreiche und originelle Lösungen zustande.

Im Zweiten Weltkrieg

Hermann Kirchner gehört zur Generation, die 25 Jahre nach dem Ersten auch den Zweiten Weltkrieg miterlebt und miterlitten hat. Nachdem er schon 1940 zum Frankreichfeldzug eingezogen war, hatte er auch den Krieg gegen Rußland und anschließend anderthalb Jahre russischer Gefangenschaft durchzustehen. Er war Feldwebel und hat die Beförderung zum Offizier aus Protest gegen die Judenerschießungen abgelehnt. Die Not und das Elend steigerten sich im letzten Winter der Gefangenschaft in der Kubansteppe bis an die Grenze des Ertragbaren. Während Wochen gab es nichts zu essen als einmal am Tag angefaulte Kartoffeln und eine dünne Scheibe Brot. Man wartete, bis Kameraden beim Sterben den Löffel fallen ließen, um den Rest des Essens zu nehmen. Es wurde «hochkant» im Schafstall geschlafen und zwischen Lebenden gestorben. Da erklärte eine russische Major-Ärztin aus Moskau Kirchner für lazarettreif. Ohne Schuhe an den erstarrten Füßen kam er ins Lazarett. Wegen Läusen verbrachte er die erste Nacht barfuß in offener Erdhöhle. Dann folgten zehn Tage Quarantäne wegen Diphtherie. Er hat nur noch getrunken und war dem Tode nahe. Dann führte ein außergewöhnliches, rational nicht faßbares Ereignis die Wende herbei und eröffnete ihm den Weg zurück ins Leben, nachdem man ihn schon zu den Toten gerechnet hatte.

Gestapo, behinderte Kinder, entartete Kunst

Die neuen Wege, die Hermann Kirchner in der Heilpädagogik wie in der Kunst zu beschreiten versuchte, standen in krassestem Gegensatz zu dem, was bei den nationalsozialistischen Machthabern Ansehen und Geltung genoß. Das trat in Pilgramshain schon vor dem Kriegsausbruch mit erschrekkender Deutlichkeit in Erscheinung. Mit schweren Drohungen erschien eines Tages eine Gruppe von SA-Leuten. «Euch räumen wir aus, ihr vaterlandslosen Gesellen!» sollen sie gesagt haben, als sich Hermann Kirchner und der Arzt Dr. König ihnen entgegenstellten. Nur Hermann Kirchners Orden aus

dem Ersten Weltkrieg konnten bewirken, daß sie sich zurückzogen. Viel schlimmer war es am 9. Juni 1941. Im Zusammenhang mit der durch ganz Deutschland gehenden Säuberungsaktion erschien die Gestapo auch im Institut Pilgramshain. Sie beschimpfte den Leiter samt seinen Mitarbeitern als staatsfeindliche Subjekte, die, statt etwas Vernünftiges zu leisten, mit der Pflege von Trotteln ihre Zeit vergeudeten. Die umfangreiche Bibliothek mit vorwiegend anthroposophischen Büchern wurde auf mit Ochsen bespannte Wagen geladen und weggeführt. Albrecht Strohschein, der Leiter, und die anwesenden Mitarbeiter wurden einzeln in verschiedene Zimmer eingesperrt, verhört, ins Gefängnis abgeführt und erst nach großen Anstrengungen wieder freigelassen. Frau Kirchner verschonte man, weil ihr Mann im Krieg weilte. Sie wurde aber später aufgefordert, die letzten anwesenden Kinder mit einer auf Leukoplast geschriebenen Nummer zu versehen und auf einen festgesetzten Termin an eine Sammelstelle zu bringen. Trotz der angedrohten Todesstrafe im Falle einer Mißachtung des Befehls wurde es ihr durch glückliche Umstände möglich, sich seiner Ausführung zu entziehen.
Gegen Ende des Krieges kam die Gestapo noch einmal nach Pilgramshain, warf sämtliche auf dem Dachboden eines Nebengebäudes aufgestapelten Bilder und Zeichnungen von Hermann Kirchner in den Hof hinunter und verbrannte sie als entartete Kunst.
Kurz darauf ließen heranrückende Russen das Schloß in Flammen aufgehen. Später ist Pilgramshain in polnischen Besitz übergegangen. Vom Schloß, das zwei Jahrzehnte lang eine so bedeutende künstlerische und heilpädagogische Arbeit beherbergt hatte, sind nicht einmal Ruinen übriggeblieben. Gras ist über alles gewachsen, was hier gelebt und im Sinne der Zeitenwende zu wirken versucht hatte. Nur gewaltige, Jahrhunderte alte Bäume stehen noch heute als einzige Zeugen des ehrwürdigen Parks, welcher das Schloß einmal umgeben hat.

Auf dem Michaelshof in Hepsisau

Als Hermann Kirchner im Herbst 1946 aus der russischen Gefangenschaft zurückkehrte, sah er sich in seinem 48. Lebensjahr vor die Aufgabe gestellt, mit seinem künstlerischen und heilpädagogischen Lebenswerk ein zweitesmal zu beginnen. Er tat es im Gedenken an das erwähnte Erlebnis in der Kubansteppe, von dem er den Eindruck hatte, daß ihm das Leben zum zweitenmal geschenkt worden sei. Dieses in größter Not erhaltene Geschenk gab ihm die Gewißheit, es noch einmal mit aller Kraft in den Dienst der Kunst und der Heilpädagogik stellen zu müssen. Er tat es auf dem Michaelshof in Hepsisau,

wo Albrecht Strohschein bereits begonnen hatte, die heilpädagogische Arbeit von Pilgramshain fortzusetzen. Alles, was er tat, geschah aus einer beeindruckenden menschlichen Reife und Güte heraus. Die Hand, die den Stift und den Pinsel meisterhaft zu führen verstand, war auch zur bescheidensten Arbeit bereit. Die Kinder erhielten bei ihm nicht nur Unterricht, sondern er hat sie vom Aufstehen am Morgen bis zum Einschlafen am Abend weitgehend auch betreut, hat mit ihnen gegessen und versucht, ihnen über die vielen durch Behinderungen entstehenden Schwierigkeiten hinwegzuhelfen.
Eine große Aufgabe erwuchs ihm durch die Mithilfe an der Planung der im Entstehen begriffenen Bauten und ihrer künstlerischen Ausgestaltung. Man kann in ihren Räumen, aber auch im alten Haus, stehen, wo man will, immer fällt der Blick auf ein Bild, ein Relief, eine Plastik, eine farbige Scheibe oder ein Fresko. Das ganze Heim ist so reich mit Kunst durchsetzt, daß man sich fragen kann, warum es für Hermann Kirchner so wichtig war, die behinderten Kinder mit Kunst zu umgeben. Wenn wir jedoch in einem der Speisesäle sitzen und die Bilder auf uns wirken lassen, die auf die Kinder herunterschauen, spüren wir, wie das, was sie ausstrahlen, als eine Hilfe empfunden werden kann.
Die Wandbilder können an das Kloster San Marco in Florenz erinnern, wo Fra Angelico die Wände der Zellen und Flure mit Bildern von unvergänglicher Schönheit bemalt hat. Steigen wir zum umgebauten Berghof des Heimes in die Weiden von Ochsenwang hinauf, begegnen wir Hermann Kirchners letzten architektonischen, plastischen und malerischen Ausgestaltungen von Innenräumen. Wir staunen über die Wirkung, die von ihnen ausgeht und der bäuerlichen Siedlung eine Atmosphäre verleiht, die auch den gewöhnlichen Alltag mit Kunst zu durchdringen vermag.

Kunst als Therapie

Die wohl stärkste künstlerische Wirkung auf die Kinder ist aber von Hermann Kirchners Unterricht ausgegangen. Ob gemalt, gezeichnet, plastiziert, geschnitzt oder am Abend in der Erzählstunde von der Kalevala und andern geschichtlichen Geschehnissen berichtet wurde, immer geschah es aus einem künstlerischen Erleben und Gestalten heraus. Und die harmonisierende, die Behinderungen ausgleichende Wirkung blieb nur in seltenen Fällen aus. Selbst in einfachen Arbeiten wie im Schnitzen einer Schale hat Hermann Kirchner eine Möglichkeit zu therapeutischer Wirkung gesehen. So versuchte er zum Beispiel Kindern, die es schwer hatten, den Willen und das Denken miteinander zu verbinden, aus den Spaltungserscheinungen herauszuhelfen, indem er sie mit dem Klöppel arbeiten ließ. Die Sicherheit, mit der nach genügender Übung das Schnitzeisen aus dem Schwung des Klöppels heraus mit sicher geführtem Schlag getroffen wurde, wirkte sich auf schizophrene Neigungen heilsam aus. Das Heilsame der Wirkung kommt dadurch zustande, daß die den Klöppel schwingende Hand und die das Schnitzeisen führende sich so aufeinander ausrichten müssen, daß sie zu einer Einheit verschmelzen, was die Aufgespaltenheit im Seelischen überwinden hilft.

Zu einer besonders beeindruckenden therapeutischen Wirkung haben Hermann Kirchners Bestrebungen geführt, seelenpflegebedürftigen Kindern mit Hilfe der zeichnerischen Form aus ihren Behinderungen herauszuhelfen. Es handelt sich um ein Zeichnen, in dem nicht etwas Gesehenes abgebildet, sondern aus freien Gestaltungskräften heraus etwas gebildet wird. In gleicher Weise wie Paul Klee im Zeichnen den Akzent nicht auf das Form-Ende, sondern auf das Formende legte und Goethe die «Nachahmung der schaffenden» und nicht «der geschaffenen Natur» als die Aufgabe der Kunst betrachtete, läßt Hermann Kirchner in seinem «Dynamischen Zeichnen»* die Formen aus der Bewegung, aus dem Werdeprozeß heraus entstehen. Es ging ihm also nicht in erster Linie um die Entfaltung zeichnerischer Fähigkeiten. Er hat das dynamische Zeichnen vielmehr aus seiner heilpädagogischen Tätigkeit heraus entwickelt und als Künstler gezeigt, wie in zivilisationsgeschädigten oder von der Konstitution her kranken Kindern durch das Gestalten und Üben bestimmter Formen heilende Kräfte wirksam werden. Damit hat er eine heute noch lange nicht genügend ergriffene Möglichkeit zur Therapie eröffnet.

Diese Therapie setzt aber ein subtiles innerliches Ertasten und Erfühlen der seelischen Störungen voraus. Es muß dem Lehrer möglich werden, wahrzunehmen, wie zum Beispiel die Bewegung in einem Kind ins Stocken gerät, während sie bei einem andern ins Formlose ausfließt. Nur aus solch enger Verbundenheit können sich Formen ergeben, die zur Überwindung vorhandener Mängel beitragen. Werden sie aber nur äußerlich, gewissermaßen als Rezept nachgebildet, wird die erhoffte Wirkung ausbleiben.

Pädagogische und heilpädagogische Bemühungen können nur dann in die tiefen Schichten des Kindes hineinwirken, wenn sie aus tiefen Schichten des Lehrers herauswachsen. Das ist vielleicht der wichtigste Leitsatz aller Erziehung und alles Unterrichts. Deshalb ist das Wort von Novalis, daß der Mensch sich nur durch den Menschen zum Menschen emporbilden könne, für Hermann Kirchner ein wichtiger Grundsatz gewesen.

* Die erste Veröffentlichung erfolgte 1956 mit dem Aufsatz «Über dynamisches Zeichnen» in dem Band «Heilende Erziehung. Vom Wesen Seelenpflege-bedürftiger Kinder» (Stuttgart [4]1980).

Kunst und Menschlichkeit

In Hermann Kirchners Kunst steht der Mensch als das wichtigste aller Themen im Zentrum. Er hat ihn dargestellt, wie er sich im Wandel der Zeiten in der ägyptischen, griechischen und christlichen Epoche heranbildete. Bilder wie «Tempelschlaf», «Orpheus und Eurydike in der Unterwelt», aber auch «Golgatha» gehören zu den bedeutendsten seiner Werke. Auch das menschliche Haupt, die ständig sich wandelnde Aussage des Gesichtes sind während seines ganzen Lebens Gegenstand der Gestaltung gewesen.

Aber nicht nur im Bild, in der Plastik, sondern in der Gestaltung seines Tag für Tag gelebten Lebens bemühte Hermann Kirchner sich, dem Menschlichen zum Durchbruch zu verhelfen, und dieses Bemühen ist auf Schritt und Tritt in Erscheinung getreten. Das zeigte sich mit zunehmendem Alter immer deutlicher. Er hatte die Fähigkeit zu vermitteln, nicht durch billige Kompromisse, sondern durch Gesichtspunkte, welche die Widersprüche auf eine Ebene zu heben vermochten, die über alles Persönliche hinaus die Sache in den Mittelpunkt rückten. Seine Argumentation hatte nichts Aufdringliches, Gewaltsames, sondern war eher zurückhaltend, wirkte aus der Verinnerlichung, aus einer stillen Gemessenheit heraus und hatte eine verbindende, Gegensätze überwindende Wirkung.

Man konnte immer wieder mit Erstaunen feststellen, welch starke gemeinschaftsbildende Wirkung von ihm ausging. Das war wohl nur möglich, weil er den Mitmenschen ebenso intensiv zu erleben versuchte wie sich selbst, und weil er Widersprüche und Gegensätze als etwas zu erleben vermochte, das ihm zum Aufwachen und zur Erweiterung des eigenen Gesichtskreises verhalf.

Deshalb war Kirchner auch so offen gegenüber den vielfältigen Bestrebungen innerhalb der Kunst unseres Jahrhunderts. Obwohl er von seinem Temperament her eher Einzelgänger war, wollte er Zeitgenosse sein. Und er war es nicht nur in der Kunst, sondern auch in der Art, wie er als Mensch und Mitmensch sein Leben gestaltete. Wie er in der Kunst mit nie erlahmender Intensität bestrebt war, sich in das Veredelnde der Schönheit zu erheben, so hatte er auch die Fähigkeit, mit den in den Niederungen des Lebens befangenen Mitmenschen in brüderlicher Weise verbunden zu sein. Das zeigte sich vor allem im Krieg, wo er in den größten Nöten auch dem Geringsten eine Kameradschaft zu erweisen vermochte, wie sie nur möglich ist, wenn das Schicksal des andern so wichtig wird wie das eigene. Auch den Behinderten des Heimes gegenüber hat seine Bereitschaft zur Hilfe fast keine Grenzen gekannt. So schildert eine Mitarbeiterin, wie er während der Krankheit eines schwer behinderten Mongoloiden seine Freizeit nicht mehr an der Staffelei, sondern an dessen Krankenlager verbrachte und sich nicht entfernte, bis der herannahende Tod den Sterbenden aus der schwer geschädigten Hülle seines Leibes erlöste.

Abschiedsworte

Als Hermann Kirchner sich dem 80. Lebensjahr entgegenbewegte, begannen sich, ohne daß er davon sprach, Beschwerden einzustellen. Er wollte sie mehr als Folgen des Krieges und weniger als Zeichen des Alters verstehen und konnte sich nur schwer entschließen, auf angebotene Entlastung einzutreten. Den Unterricht bei den Schülern und Proseminaristen des Heimes wie bei den Seminaristen in Eckwälden erteilte er bis Ende 1977, als die Krankheit ihn zum Abbruch zwang.
Es fiel ihm um so schwerer, als sich ihm die Krankheit noch in anderer Hinsicht als Behinderung erwies. Er hatte sich vorgenommen, die heilende Wirkung der Form als letzte Zusammenfassung seines dynamischen Zeichnens in einem Buch darzustellen und Diagnose und Therapie anhand von Kinderzeichnungen aufzuzeigen. Das Buch* ist Fragment geblieben und konnte erst nach seinem Tod herausgegeben werden.
In den zwei letzten Monaten drohten die Leiden oft die Grenzen des Ertragbaren zu übersteigen und haben den Todkranken auf allerhärteste Proben gestellt. Das hinderte aber nicht, daß er wünschte, sich vor dem Schritt über die Schwelle noch einmal an seine Mitarbeiter und Freunde wenden zu können. Er bat, man möge ihm ein Tonband verschaffen, um einen letzten Gruß hineinzusprechen. Stimmlich hat es ihm große Mühe bereitet, aber vom Gedanklichen her sprach er mit großer Leichtigkeit. Obwohl die Worte für einen kleinen Kreis bestimmt waren, glauben wir, einen Ausschnitt aus der von Dr. Höfle, dem Arzt des Michaelshofes, wenig veränderten Wiedergabe abdrucken zu dürfen.
«Es ist mir ein Bedürfnis, auf diesem außergewöhnlichen Wege noch einmal mit Ihnen zu sprechen. Ich habe in den letzten Monaten des vorigen Jahres und besonders jetzt, während der Zeit meines Krankseins, viele Probleme weiter- und zu Ende gedacht, die vielleicht alle interessieren:
Eines der wesentlichsten Probleme ist zum Beispiel bei mir die Links-Rechts-Seitigkeit, die nur zu begreifen ist unter dem Begriff von Polarität und

* «Die Bewegungshieroglyphe als Spiegel von Krankheitsbildern», Stuttgart 1978. Dieser Veröffentlichung war die kleine Monographie «Hermann Kirchner. Zeichnungen, Plastiken, Gemälde» mit dem Aufsatz Kirchners «Wo stehen wir heute?» (Stuttgart 1970) sowie ein Bändchen mit seinen physiognomischen Karikaturen unter dem Titel «Oma ratlos» (Stuttgart 1973) vorausgegangen.

Steigerung. Denn in dem Augenblick, wo man wie ich in die Lage kommt, daß die linke Seite in ihren Fähigkeiten ausgeschaltet ist, merkt man, was es ist, eine Seitigkeit zu haben. Die rechte Seite funktioniert, aber ich bin nicht imstande, etwas zu tun, wozu beide Seiten erforderlich sind. Dieses Zugreifen mit beiden Händen wird von unserem Ich ein ganzes Leben lang geleitet. Infolge einer Lähmung wird uns bewußt, daß sich links und rechts begegnen. Die Einseitigkeit bedeutet eigentlich, daß eine Steigerung nicht möglich ist. Wenn aber die beiden Seiten trotz der Behinderung der linken versuchen, etwas zusammen zu tun, dann merke ich, welche Persönlichkeitskräfte ich ständig entwickeln muß, um sinnvoll das zu tun, was ich möchte.
Links und rechts ist Polarität, und es gibt keine Weiterentwicklung ohne Polarität und Steigerung. Wir können von Anfang an bis zum Ende denken, und wir wissen genau: alle Weiterentwicklung beruht auf Polarität und Steigerung. Wenn sich eine der polaren Seiten selbständig weiterentwickeln würde, dann käme es zur Einseitigkeit. Zur Vielseitigkeit der Zukunft kommen wir eben nur dadurch, daß wir den Widerstand haben.
Das ist z. B. ein Wesentliches in allem Sozialen. In einer Gemeinschaft, wo sich alles nur liebevoll umarmt, da wird nicht sehr viel entwickelt werden. Aber jeder, der als eine Polarität zur Gemeinschaft auftritt, regt bei den anderen an, ihre Polarität sozusagen so einzurichten, daß sie gewissermaßen nicht im Widerspruch steht, sondern durch das Ich eine überhöhte Verbindung findet. Alle Gemeinschaften, die mit polar eingestellten Persönlichkeiten zu tun haben, werden eine höhere Bewußtheit als Gemeinschaft entwikkeln. Sie werden dauernd angeregt, etwas zu tun, was sie sonst nicht tun würden. Ohne Polarität könnte alles in der Gleichmäßigkeit und Eintönigkeit dahinlaufen.»
In einem weiteren Abschnitt befaßte sich Hermann Kirchner noch einmal mit der pädagogischen Kraft, die dem Lehrer erwächst, wenn er sich gleichzeitig um ein Gestalten im Künstlerischen bemüht.
Als dritten Gesichtspunkt erwähnte er die ihm oft begegnete Mißachtung des Kubus in der Kunst. Er sprach von der meditativen Auseinandersetzung mit seiner Gestalt und der sich daraus ergebenden Bedeutung der Senkrechten und Waagerechten als polare Grenzen des Geistigen.
Er schloß seinen auf das Band gesprochenen Abschied in folgender Weise: «Ich sage diese Worte, weil ich hoffe, daß sie in irgendeiner Form die Malerfreunde erreichen, die mich zum Teil besuchen wollten und nicht hierherkommen konnten, daß es an sie kommt als ein letzter Gruß und als ein Gedankenleben, das mich eben beschäftigt hat in dieser Zeit meines Krankseins. Ich habe eigentlich nicht dahingedämmert, sondern immer wieder wurde mir klar: Polarität und Steigerung, alles andere hat keine Zukunft, auch in der Kunst. Unter diesem Begriff kann man alles verstehen, kann man

auch verstehen die Gegensätzlichkeit innerhalb der Gemeinschaften, die eben auch da sein müssen, damit Kräfte entwickelt werden, die zu einem Höheren führen.»

Mit diesen Worten hat Hermann Kirchner nicht nur sein Leben beschlossen, sondern auch in eine Zukunft gewiesen, zu deren Entfaltung er mit seinem Lebenswerk einen denkwürdigen Beitrag geleistet hat.

Er starb am 7. März 1978.

Das Werk und seine Themen

Wer Hermann Kirchners Kunst betrachtet, wird das Verlangen verspüren, die Werke im Original zu sehen. Das kann auf dem Michaelshof in Hepsisau geschehen, mitten in der anmutig und gleichzeitig dramatisch bewegten Landschaft der Schwäbischen Alb. Dort ist das Werk im Verlauf von drei Jahrzehnten entstanden, und heute hat es im Mitarbeiterhaus einen Ort der Aufbewahrung gefunden. Der Raum war als Atelier für Hermann Kirchner vorgesehen. Er konnte ihn aber nicht mehr beziehen, weil er erst nach seinem Tode fertig wurde.
In zwölf auf Rollen gleitenden Kästen sind nahezu 300 farbige Tafeln aufgestapelt. Tausende von Blättern mit Zeichnungen, Wachskreidebildern, Skizzen, Karikaturen sind, in 140 Mappen verpackt, in Schränken und Schubladen untergebracht. Eine nahezu 3000 Titel verzeichnende Kartei ermöglicht den beeindruckenden Überblick über das gesamte Werk.

Kunst als Erfüllung des Lebens

Man fragt sich, wie dieses Werk neben der intensiven heilpädagogischen Tätigkeit in einem so gewaltigen Ausmaß entstehen konnte. Das war nur möglich, weil Hermann Kirchner in seiner gesamten Frei- und Ferienzeit fast ausschließlich der Kunst lebte. Und diese nahezu lückenlose Verbundenheit mit ihr ist nur zu verstehen, wenn man bedenkt, daß sie mit seinem Erkenntnisbemühen der Welt und dem Leben gegenüber eine Einheit bildete. Kunst war für ihn nicht etwas, das als ästhetische Zugabe neben dem Leben einhergeht. Er erlebte in ihr eine Kraft, die auf letzte Welt- und Lebensfragen zu antworten vermag. Man wird an van Gogh erinnert, der einmal an seinen Freund Bernard schrieb, die Kunst werde ihrer Bestimmung nur gerecht, wenn sie den Menschen über die Einseitigkeit einer bloß irdischen Sicht hinaushebe. Ähnlich hat sich auch Klee ausgesprochen, indem er sagte, es sei nicht die Aufgabe der Kunst, das Sichtbare darzustellen, sondern das Unsichtbare sichtbar zu machen. Darin liegt auch das wichtigste Anliegen

Hermann Kirchners. Es zeigte sich vor allem in den letzten Jahre seines Lebens. Da vereinfachten sich seine Bilder zu einer fast zeichenhaften Knappheit. In immer neuen Varianten arbeitete er unter Verwendung nur weniger Farben am wichtigsten Thema des Lebens, am Werden.

Wachsendes Werden

In vielen Versuchen befaßte er sich mit der «Geburt des Mäander» (Abb. 1). Aus der tief in sich ruhenden Stille des Kreises bewegt sich in gelben und weißen flächigen Kurven eine allbelebende Kraft. Ihre Dynamik schwingt sich als Inbegriff des Lebendigen durch die Bildfläche und läßt als Gegensatz zur Geschlossenheit des Kreises die Spannung des Werdens entstehen.
In ähnlicher Weise, aber stiller, mehr nach innen gewendet, wird das «Samenkorn» (Abb. 3) als Ausdruck keimenden Lebens in nahezu zwanzig verschiedenen Varianten angegangen. Auch der «Baum im Frühling» (Abb. 4) leuchtet uns als überzeugendes Beispiel sprossenden Lebens entgegen. Da wird alle Form in Rhythmus und Dynamik aufgelöst. Es ist, als ob sich der Himmel in die Krone hereinsenken und den ganzen Baum zu bewegtem Leben erwecken würde. Aber das Leben senkt sich nicht nur von oben herein, es steigt auch als farbiger Strom aus der Tiefe des Erdreichs den Stamm empor und läßt uns das rhythmische Spiel der farbigen Flächen als eine Begegnung von oben und unten, als eine gegenseitige Durchdringung von Himmel und Erde erleben.

Aus dem Leben der Tiere

Die starke Beziehung Hermann Kirchners zu Franz Marc läßt sich vor allem aus seinen Tierbildern erkennen. Er malt sie anders als Marc, aber ebenfalls aus einer franziskanisch anmutenden Sicht heraus. Die «Liegende Kuh» (Abb. 18) scheint ihrer Schwere weitgehend enthoben zu sein. Im Licht des am Himmel hängenden Mondes wirkt sie nicht als schwere Masse. Ihre im Blau der Dunkelheit aufleuchtende Gestalt hebt sie so überraschend aus dem Animalischen heraus, daß man an die heiligen Kühe Indiens denken muß. Das tief in sich ruhende und zugleich stark mit dem Umkreis verbundene Wesen der Kuh hat Kirchner immer neu zur Gestaltung angeregt. Er malte sie als weidende, vom Hirten gehütete Herde, als ländliche Idylle auf einer vor dem Dorf liegenden Weide, aber auch als eine von starkem Drang getriebene, über die weite Ebene dahintrabende Herde.

Ganz anders wirken die in wilder Dramatik «Springenden Pferde» (Abb. 21) und das in hinreißende Rhythmen aufgelöste Bild der «Reiter» (Abb. 20). Besonders beeindruckend spricht die Verschiedenartigkeit tierischen Wesens aus dem Gegensatz zwischen der geballten Kraft des «Stiers» (Abb. 19) und der zarten, lyrisch anmutenden Beweglichkeit der «Rehe» (Abb. 22), die auch an die Schönheit des Gebärdenspiels von Gazellen erinnert. Der Höhepunkt tierischer Beweglichkeit wird in den fliegenden, auf die Wellen des bewegten Meeres herabstürzenden Möwen (Abb. 24 und 25) erreicht. Das Ineinanderspielen von Licht, Wind und Wellen hebt ihren Flug in eine solche Beschwingtheit hinein, daß die Vögel wie in Bewegung sich auflösende Dynamik erscheinen.

Der Mensch im Wandel der Zeiten

Wenn wir von den Tieren zum wichtigsten Thema in Hermann Kirchners Kunst, zum Menschen, übergehen, erstaunt uns, wie weit er ausholt. Er stellt ihn nicht nur dar, wie wir ihn heute kennen, sondern so, wie er sich in der abendländischen Geschichte dargelebt hat.

«Ägyptischer Kopf» (Abb. 27), die «Sphinx» und der «Tempelschlaf» (Abb. 26) weisen zurück in die Zeit des alten Ägyptens. Die aus dem Geometrischen gestalteten Formen und die Strenge des farbigen Kolorits vermögen etwas von der menschlichen Verbundenheit mit dem Kosmos zu vermitteln, die damals schon zu verklingen begann. Im «Tempelschlaf» lebt noch ein solcher Zusammenklang von Himmel und Erde, daß man den gewaltigen Atem des Kosmos wenigstens ahnend zu erleben vermeint. Die Komposition des Bildes ist auf einfachste Formen beschränkt und ganz von der Wirkung der Waagerechten beherrscht. Neben ihrem geradezu chorischen Auftreten wirkt das durch die beiden Schrägen gebildete Dreieck der Pyramide wie eine nach oben strebende Kraft. Auch die den Horusfalken begrenzende Senkrechte mit der Rundung des Kopfes und dem sich zum Kreis ausweitenden Auge muten geometrisch an. Die klar gemeißelten Formen des königlichen Hauptes geben dem Bild, zusammen mit der kühlen Farbigkeit, eine strenge, ins Geistige gesteigerte Wirkung.

Die Bilder der griechischen Zeit reichen zurück in die mythologische Epoche. Mehr als von andern Motiven wurde Kirchner vom Sänger Orpheus zur Gestaltung angeregt. Von der Begegnung mit Eurydike in der Unterwelt sind verschiedene Fassungen entstanden. In der hier wiedergegebenen Komposition (Abb. 29) wirken der farbige Dreiklang Blau/Weiß/Rot und die durch den Einfluß von Geometrie und Eurythmie bewirkte Stilisierung des

Bildes sehr eindrucksvoll. Die musikalisch empfundene Farbigkeit bildet einen wohltuenden Ausgleich zur Strenge der sich in der Erstarrung versteifenden Eurydike.
Von den vielen christlichen Motiven sei aus dem Kreis der Passionsbilder «Golgatha» (Abb. 33) herausgegriffen. Wie im «Tempelschlaf» die Waagerechte, so dominiert hier die Senkrechte. Die im «Einzug in Jerusalem» (Abb. 30) in gewaltigen Bögen sich hereinsenkende und die ganze Szene erhellende Sonne ist im Golgathabild auf einen kleinen, fast erloschenen Kreis reduziert. Das Licht leuchtet nicht mehr von oben in das Bild herein, sondern aus der Senkrechten des Kreuzes, an welchem der Christus hängt. Nur die Schräge der Arme, die Querbalken der Kreuze, der am unteren Bildrand die Erde andeutende Bogen und der Kreis der erloschenen Sonne fallen aus den das Bild beherrschenden Senkrechten heraus. Knapper und eindringlicher kann die Sprache der Form kaum mehr gesprochen werden.
Der gleichen Knappheit der Formulierung begegnen wir in vielen Darstellungen des menschlichen Hauptes. Kirchners Gesichter sind über das Seelische hinausgehoben und wirken durch ihre architektonische Prägnanz vor allem als Ausdruck des Geistes. Auch hier setzt sich neben den wenigen Waagerechten, den Schrägen und den spärlichen Rundungen als dominierendes Element die Senkrechte durch. Sie verleiht den Köpfen oft eine unerbittliche, wie aus dem Felsen gehauene Prägung. In seinen Karikaturen versteht der Künstler die Köpfe mit erstaunlicher Phantasie und subtiler Linienführung zu gestalten. Dadurch wird er zum Deuter manch komischer, manchmal auch peinlicher Lebenssituation.

Landschaften und architektonische Motive

Von überraschender Vielfalt und besonderer Aussagekraft sind Kirchners Landschaften und die vielen architektonischen Motive. Sie zeigen, wie stark der Einzug der Geometrie in die Kunst unseres Jahrhunderts auch ihn beeinflußt hat. Die im Kosmos waltende und auf die Formen des Lebendigen unserer Erde einwirkende Geometrie hat sich auch in seiner «Morgenstimmung» (Abb. 6) und im «Mondschein» (Abb. 8) ausgewirkt. Beide Kompositionen sind aus der Diagonalen und dem Dreieck aufgebaut, wobei die kreisrunden Gebilde von Sonne und Mond in ihrer zarten Farbigkeit schwerelos in der Fläche schweben.
In Farbe und formaler Gestaltung völlig verschieden sind die drei Gebirgsbilder «Sonnenaufgang» (Abb. 7), «Winter im Gebirge» (Abb. 14) und «Kirche im Schneegebirge» (Abb. 16). Im «Sonnenaufgang» sind die zu Pyramiden

emporragenden Gipfel einer Gebirgslandschaft von einem solch stillen Leuchten umgeben, daß man den Klang einer Musik zu vernehmen glaubt. Damit ist auf eine Wirkung verwiesen, die in vielen Bildern Hermann Kirchners zu erleben ist. Diese ins Musikalische übergreifende Wandlung der bildenden Künste ist ihm ein wichtiges Anliegen gewesen. In einem unveröffentlichten Aufsatz über «Die Malerei und ihre Beziehung zur Musik» schreibt er, daß Rudolf Steiner immer wieder zum Ausdruck gebracht habe, alle Künste müßten musikalisch werden, um sich leichter ins Spirituelle zu erheben. Daß es diese übergreifende Wirkung gibt, geht allein schon aus der Tatsache hervor, daß Wörter wie Farbklang oder Klangfarbe entstehen konnten. Der Übergang der Farben und Formen in ein Erklingen, das allerdings im Sinnlichen nicht wahrnehmbar ist, kann als ein verinnerlichtes Erleben empfunden werden im Sinne der bekannten Verse von Eichendorff:

> Schläft ein Lied in allen Dingen,
> die da träumen fort und fort,
> und die Welt hebt an zu singen,
> triffst du nur das Zauberwort.

In den architektonischen Motiven wirkt sich die Geometrie noch direkter und entschiedener aus als in den Landschaften. Die Tatsache, daß man durch die «Rialtobrücke» (Abb. 12) an Klee, durch das «Domviertel» (Abb. 15) an Feininger und durch die «Kirche im Schneegebirge» (Abb. 16) an den Namensbruder Ernst Ludwig Kirchner erinnert wird, hat nichts mit mangelnder Eigenständigkeit zu tun. Sie zeigt vielmehr, wie Hermann Kirchner mit der Kunst seiner Zeit verbunden war und keine Hemmung hatte, aus Bewunderung unter Umständen auch einige Schritte in den Fußstapfen eines verehrten Meisters zu wagen.

Eine besonders starke Wirkung geht vom «Domviertel» aus. Es gehört zu den Motiven, von denen mehrere Fassungen entstanden sind, weil sie Kirchner durch Jahre hindurch immer neu bewegten und erst losließen, wenn er nach langem Bemühen eine bestimmte Stufe der Bewältigung erreicht hatte. Der Keim zum «Domviertel» führt uns weit in die frühe Kindheit zurück, auf die schon erwähnte Wirkung, die der stille Breslauer Bezirk auf den Knaben ausgeübt hat. Das Domviertel seiner Kindheit hat sich aber gewaltig gewandelt. Wir stehen vor einer ganz neuartigen Gotik, die nicht der Vergangenheit angehört, sondern sich in eine Zukunft hineintastet. Das ist ein Bau, der nicht als fertige Architektur dasteht, sondern erst im Entstehen begriffen ist. Diese Kathedrale aus Senkrechten, die nur sparsam von Schrägen begleitet werden und die in den entstehenden Flächen farbig zu klingen beginnen, erscheint als eine Komposition, die Farbe und Architektur in Musik zu verwandeln vermag.

Abstrakte Gestaltungen

In Hermann Kirchners Werk nehmen die Formstudien und die abstrakten Motive einen beträchtlichen Raum ein. Hier tritt wohl am direktesten in Erscheinung, wie er in seinem Bemühen um die Kunst nicht von irgendeinem gegenständlichen Motiv ausgeht, sondern das Gestalten mit den künstlerischen Mitteln an den Anfang stellt und das Motiv aus dem Gestaltungsprozeß herauswachsen läßt, so wie Rudolf Steiner es als Aufgabe der Kunst des 20. Jahrhunderts beschrieben hat: «Eine bloße Zeichnung in Linien und Figuren darf auf keinen Fall wirken durch das, was sie darstellt. Sie muß durch die Schönheit von Linien und Figuren wirken.»

Wenn im «Gebrochenen Pentagramm» (Abb. 17) die Geometrie nicht nur als gestaltende und stilisierende Kraft wirkt, sondern selbst zum Motiv wird, erleben wir, wie stark ihre Aussage werden kann. Das im Fünfeck zum Ausdruck kommende, durch den Goldenen Schnitt bestimmte menschliche Maß wird zerbrochen, zerstört. Wenn Kirchner mit dieser Komposition an unsere in mancher Beziehung aus den Fugen geratene Zeit gedacht hat, geschah es nicht in symbolisierender Weise. Seine Komposition will nicht etwas bedeuten, sondern nur das sein, was sie ist und was sie durch ihre Gestaltung und nicht durch eine ihr zugedachte Bedeutung bewirkt.

Graphisches Werk

Wohl ebenso bedeutend wie die farbigen Tafeln ist das graphische Werk des Künstlers. Die nicht aus der Vorstellung, sondern aus der Dynamik der Bewegung entstandene Linie hat eine besondere Kultivierung erfahren. Kirchner versteht sie nicht als Kontur im Sinne der Begrenzung eines Gesehenen, sondern als Spur der Bewegung. Sie will nicht abbilden, sondern bilden, nicht etwas Gewordenes festhalten, sondern einem Werdenden zur Entfaltung verhelfen.

Dadurch entsteht eine Dynamik, die den Formen den Atem des Lebendigen schenkt. Das zeigt sich z. B. in der Beschwingtheit der Linien, die den drei Frauenköpfen (Abb. 43, 44 und 46) und der «Tanzenden» (Abb. 47) eine so erstaunliche Wirkung verleiht. Auch in «Odysseus und die Sirenen» (Abb. 53) ist mit wenigen Strichen eine einzigartige Formulierung gelungen.

Die Form aus dem Bewegungselement heraus zu erleben und zu gestalten, war ihm ein zentrales Anliegen. Ziehen wir in Betracht, daß sich alles Leben vor allem durch Bewegung zur Entfaltung bringt und Stillstand Tod bedeutet, wird einleuchtend, wie wichtig die Bewegung für das zeichnerische wie auch plastische Gestalten ist. Von diesem Gesichtspunkt aus ist Kirchner eine Belebung der Linie gelungen, die sich nicht nur künstlerisch, sondern durch das «dynamische Zeichnen» auch pädagogisch und heilpädagogisch fruchtbar auswirkt. In einem solchen Zeichnen ist man ganz auf den Prozeß und nicht auf das Resultat ausgerichtet.

Plastische Arbeiten

Neben der Entstehung des umfangreichen malerischen und graphischen Werkes hat Hermann Kirchner auch plastisch in Holz, Stein und Beton gearbeitet. Es geschah in den meisten Fällen im Zusammenhang mit der künstlerischen Ausgestaltung der neuen Bauten auf dem Michaelshof. Er hat ohne Hemmung auch synthetisches Material verwendet und die Auffassung vertreten, da dränge die Überwindung des Stoffes durch die Form sich besonders auf. Das Betonrelief «Inkarnation» (Abb. 72) ist dem Material und der Umgebung entsprechend formal möglichst einfach gehalten und hebt sich nur wenig aus der Wand heraus, in die es eingebaut ist. Das «Viergetier» (Abb. 76) fügt sich, obwohl es plastisch bewegter ist, mit dem ausgewogenen Spiel seiner Flächen der Wand harmonisch ein, ohne die Architektur des Raumes, in dem es sich befindet, zu stören. Von den Kindern sehr geliebt wird das flache Holzrelief «Franziskus predigt den Vögeln» (Abb. 74). Die mehr zeichnerische als plastische Gestaltung seiner Flächen läßt eine äußerst stille Wirkung entstehen, die selbst in der Enge des Treppenhauses, in dem es hängt, noch möglich ist. Die plastischen Gestaltungen sind entstanden, wenn die Architektur der neuen Bauten danach verlangte. Aber noch mehr als von der Architektur her hat Hermann Kirchner die malerische und plastische Ausgestaltung der Räume im Hinblick auf die Kinder für nötig gehalten. Ihre Behinderungen mit der helfenden und erhebenden Wirkung der Kunst zu umgeben, ist ihm ein tief in seinem Wesen verwurzeltes Bedürfnis gewesen.

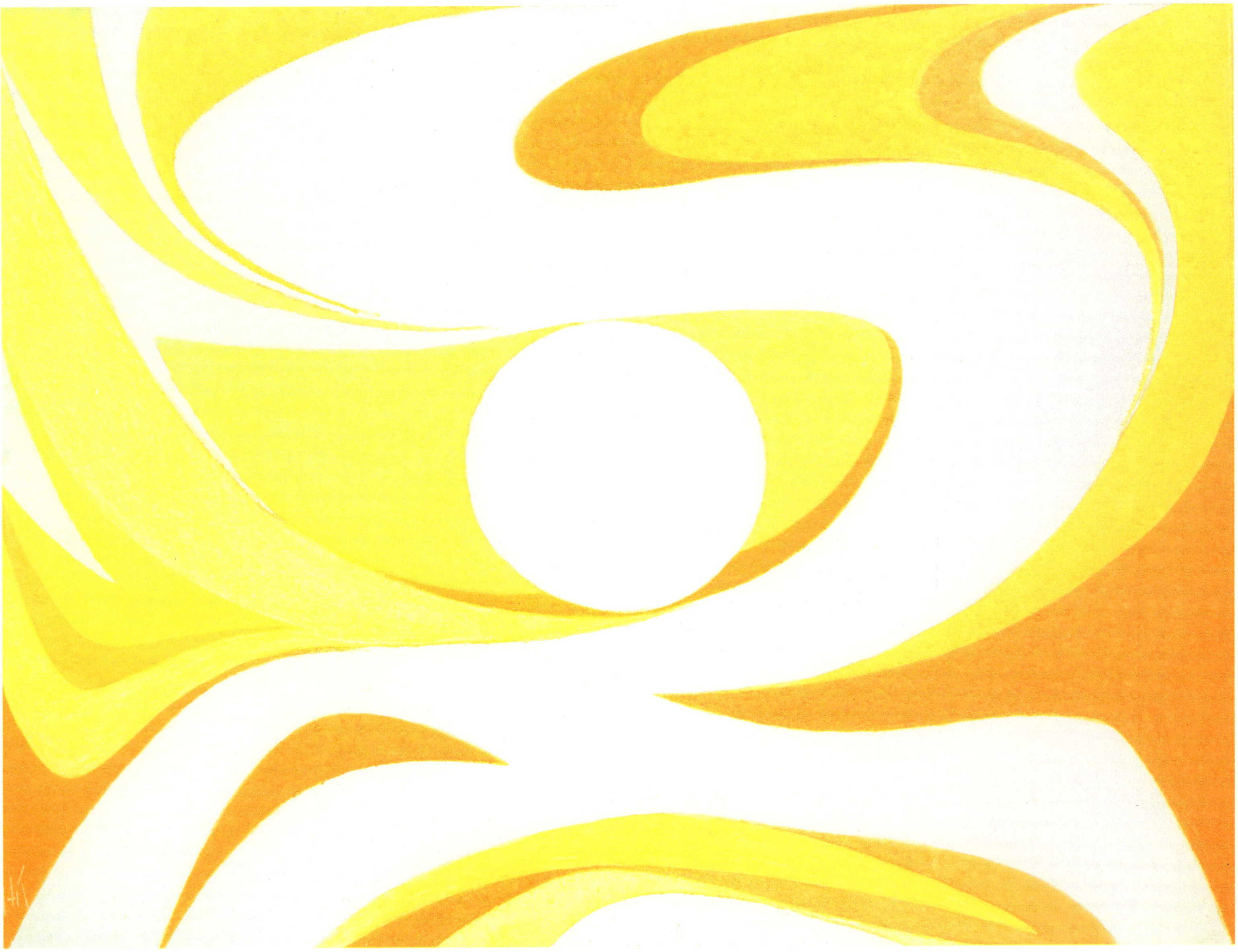

1 Geburt des Mäander

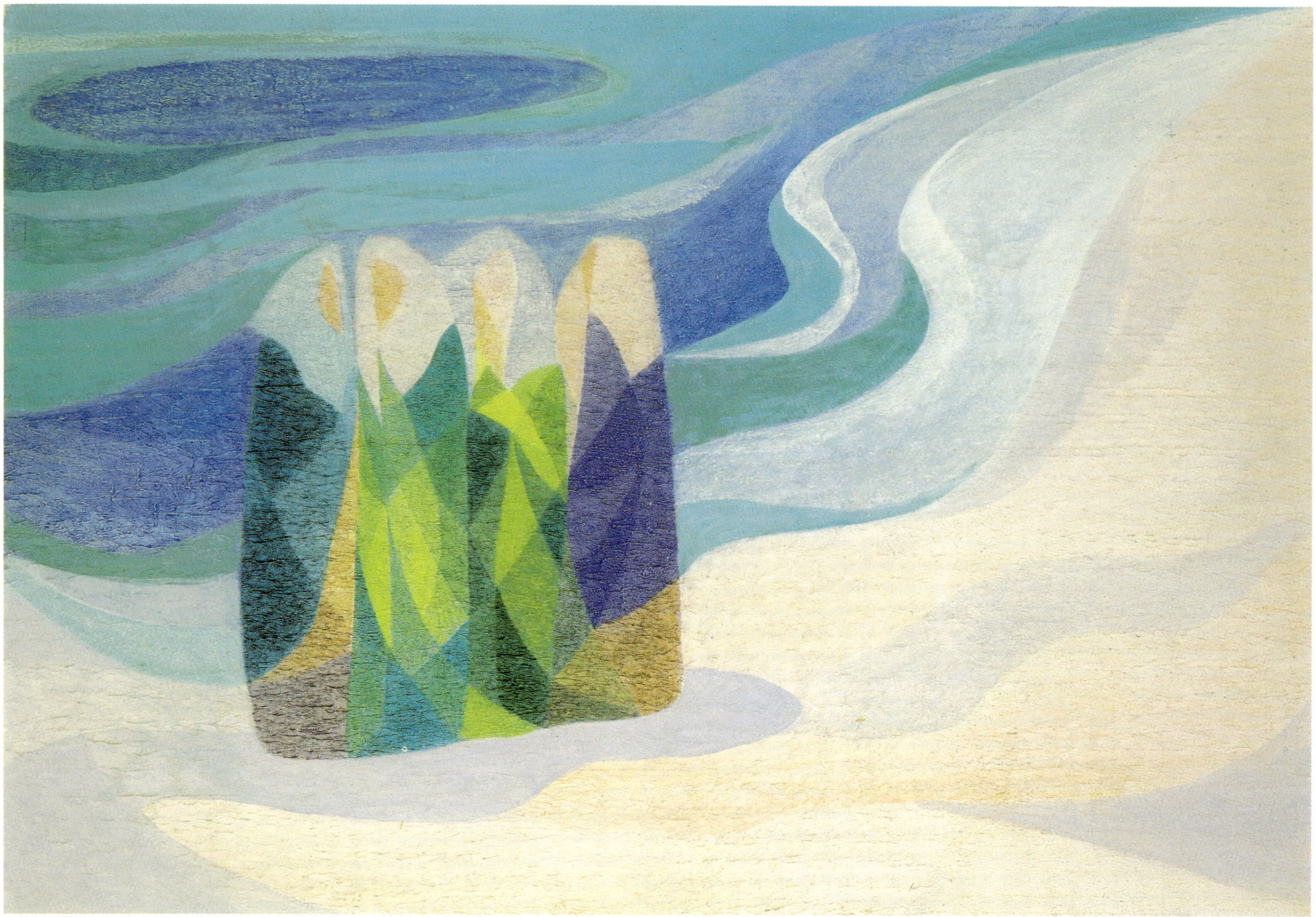

2 Vier Frauen am Meer

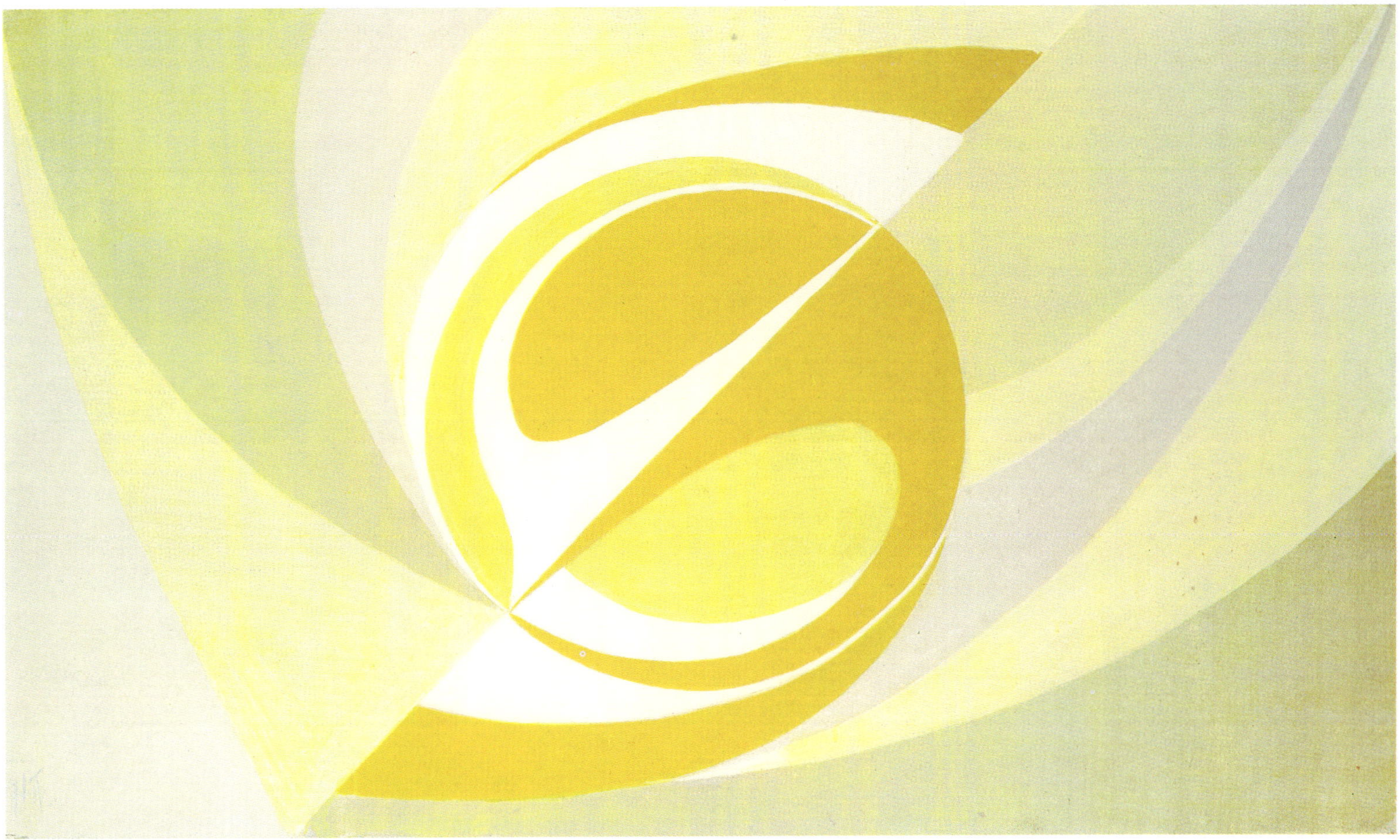

3 Samenkorn

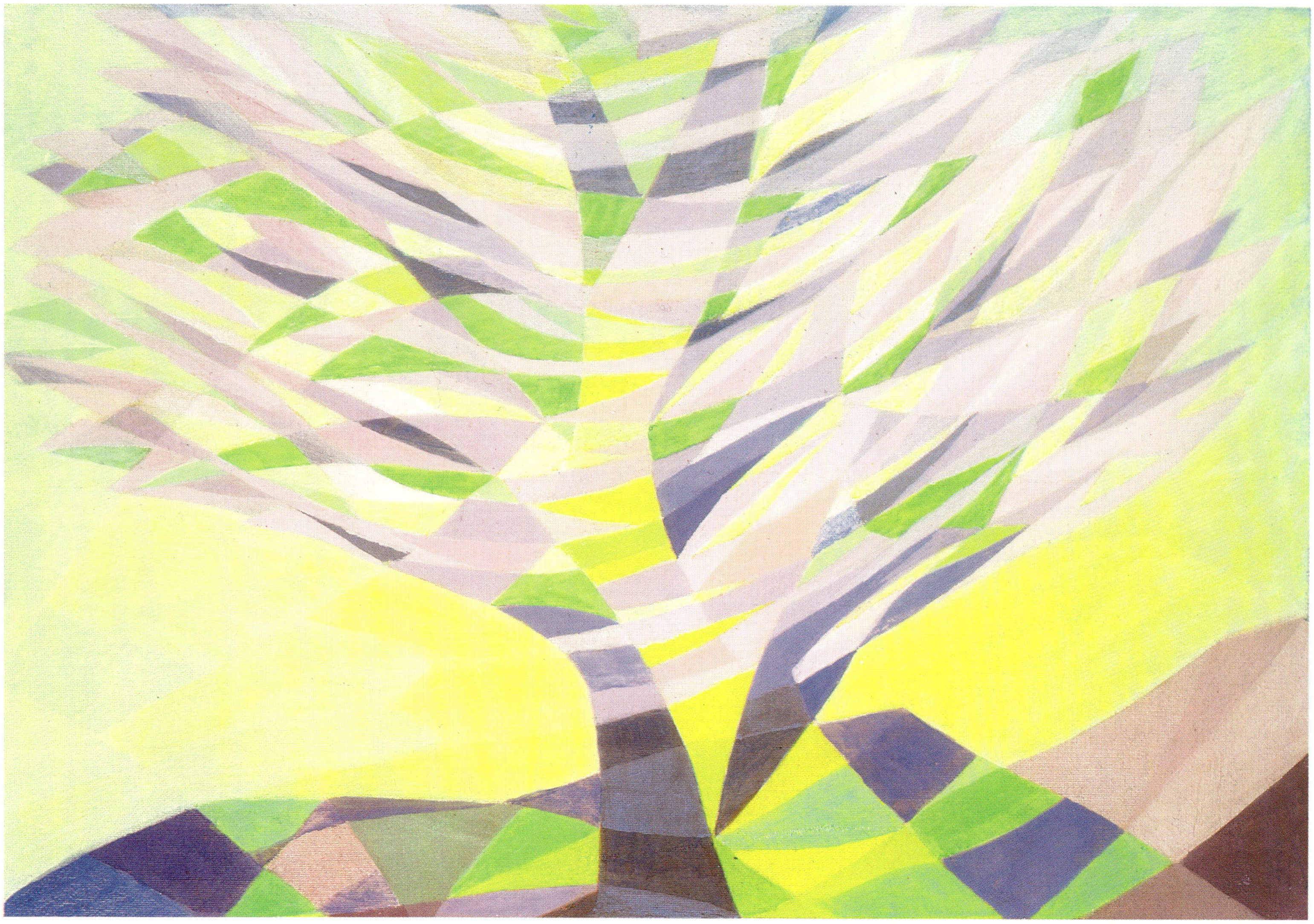

4 Baum im Frühling

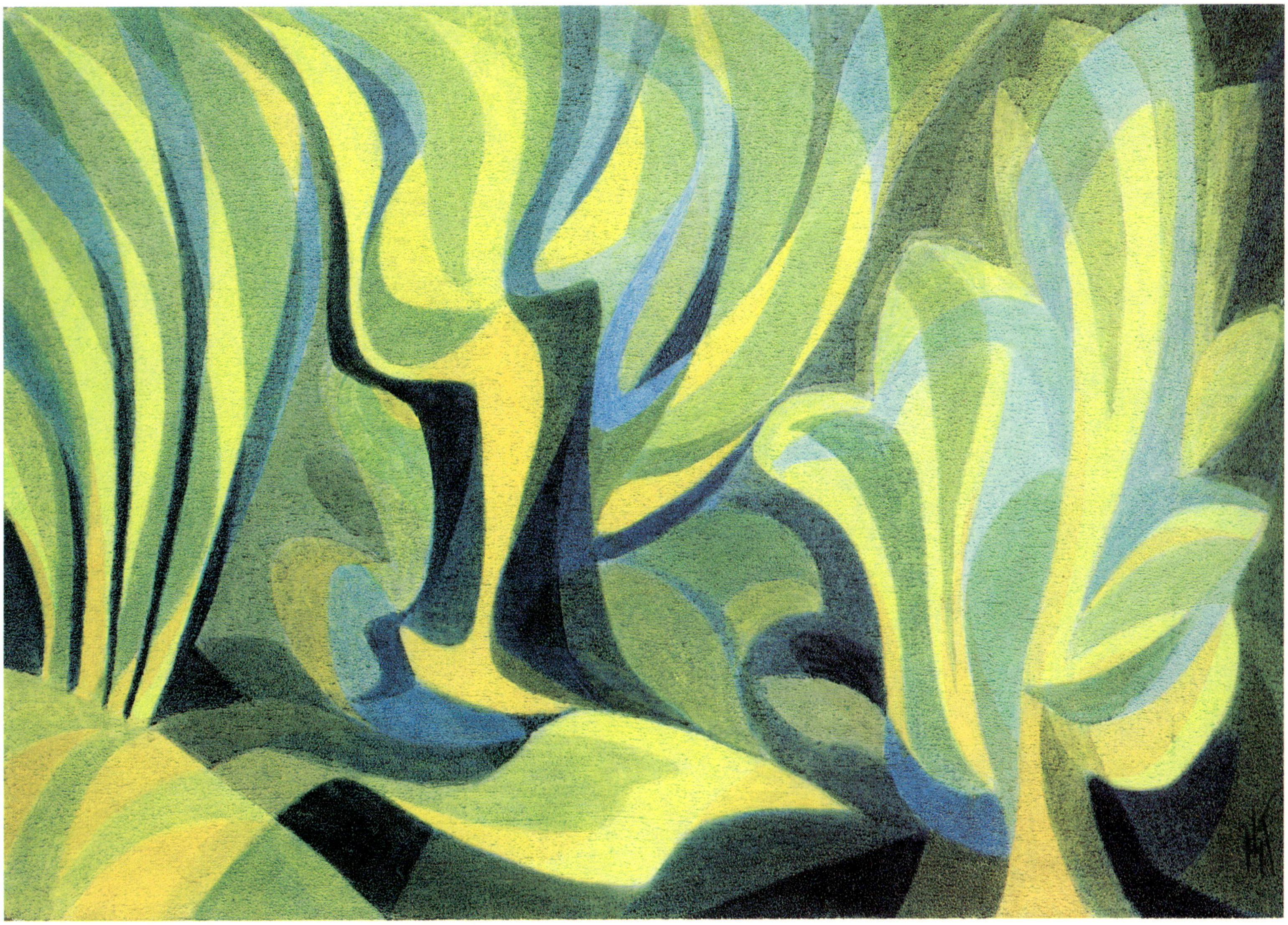

5 Pflanzen

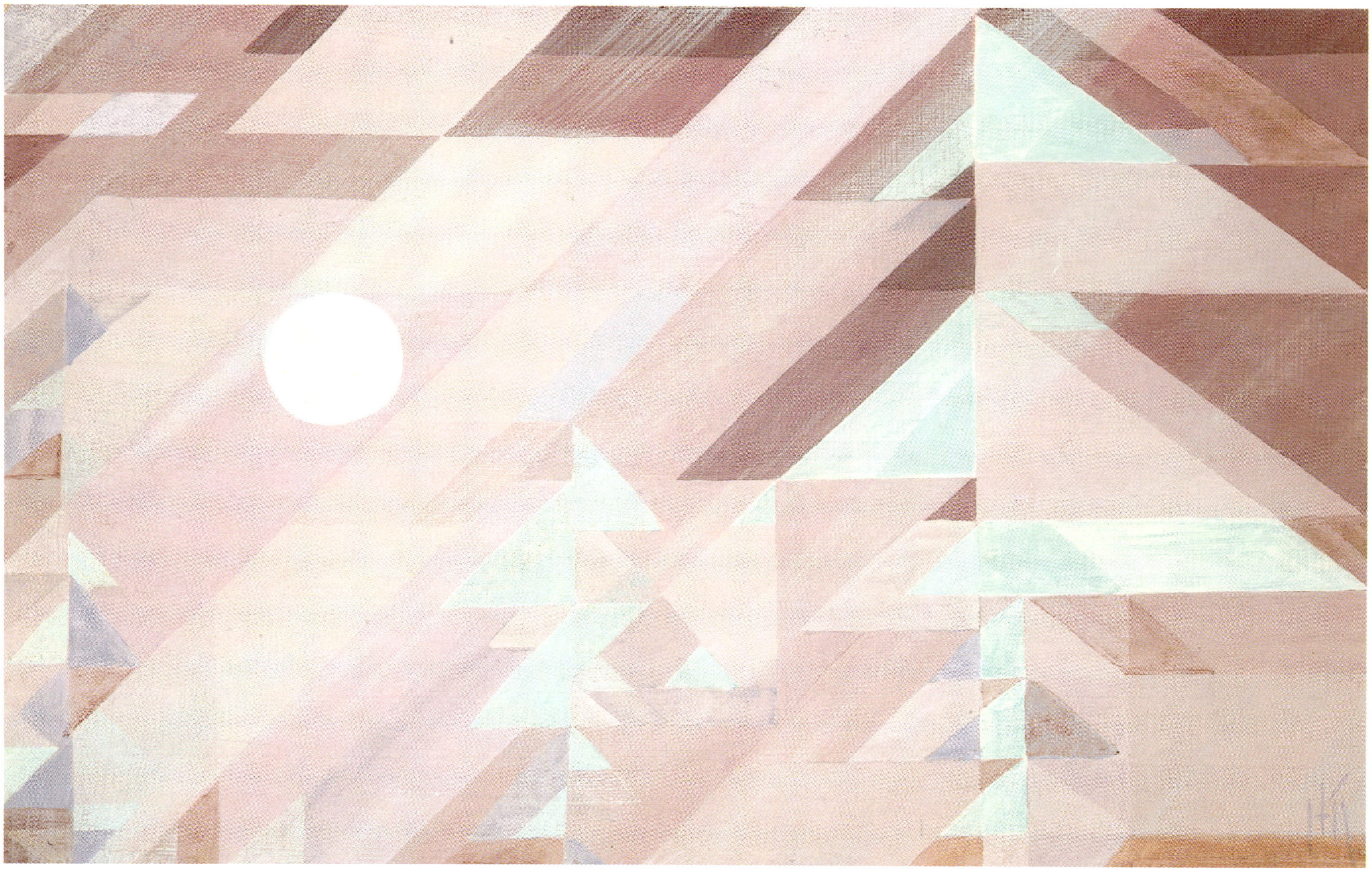

6 Morgenstimmung

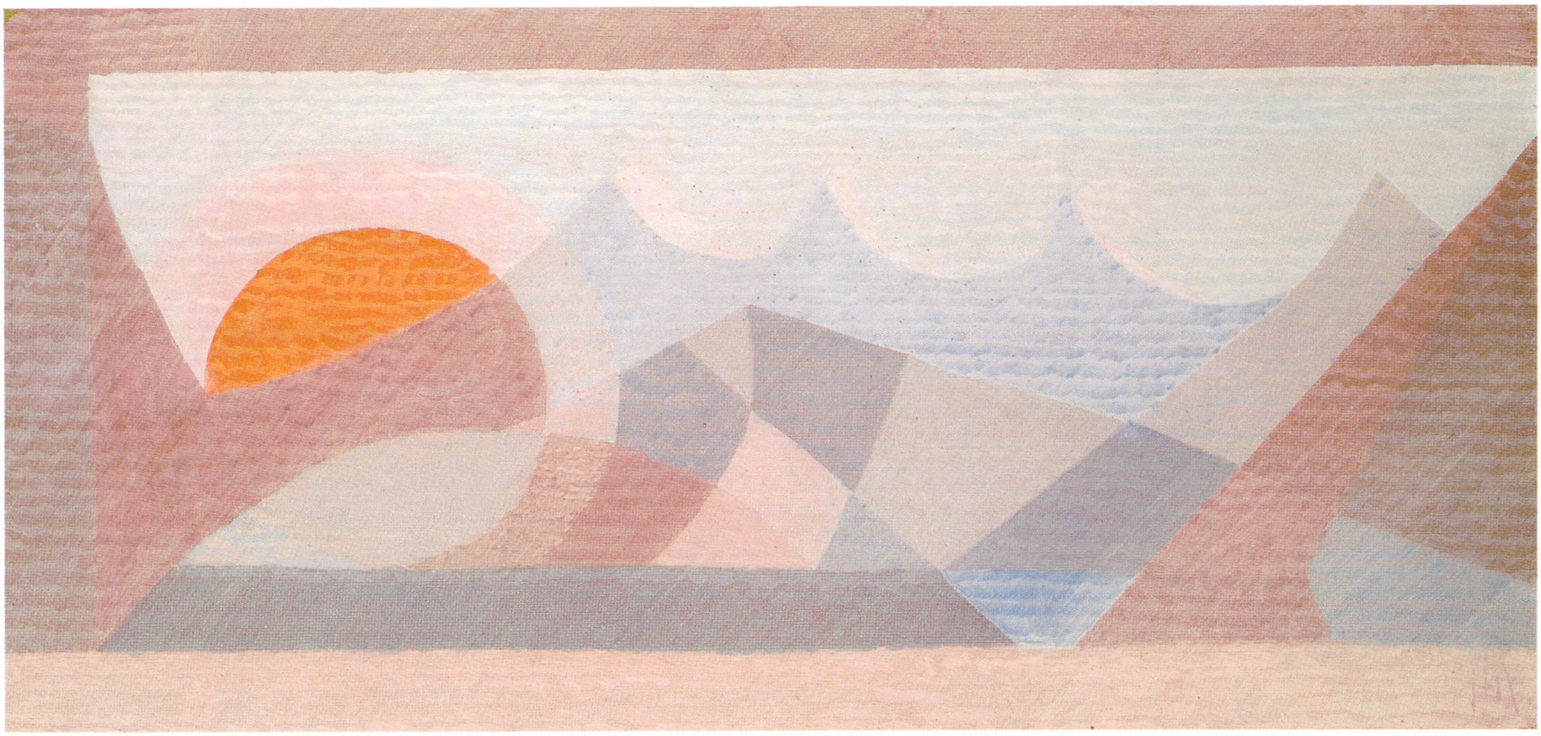

7 Sonnenaufgang

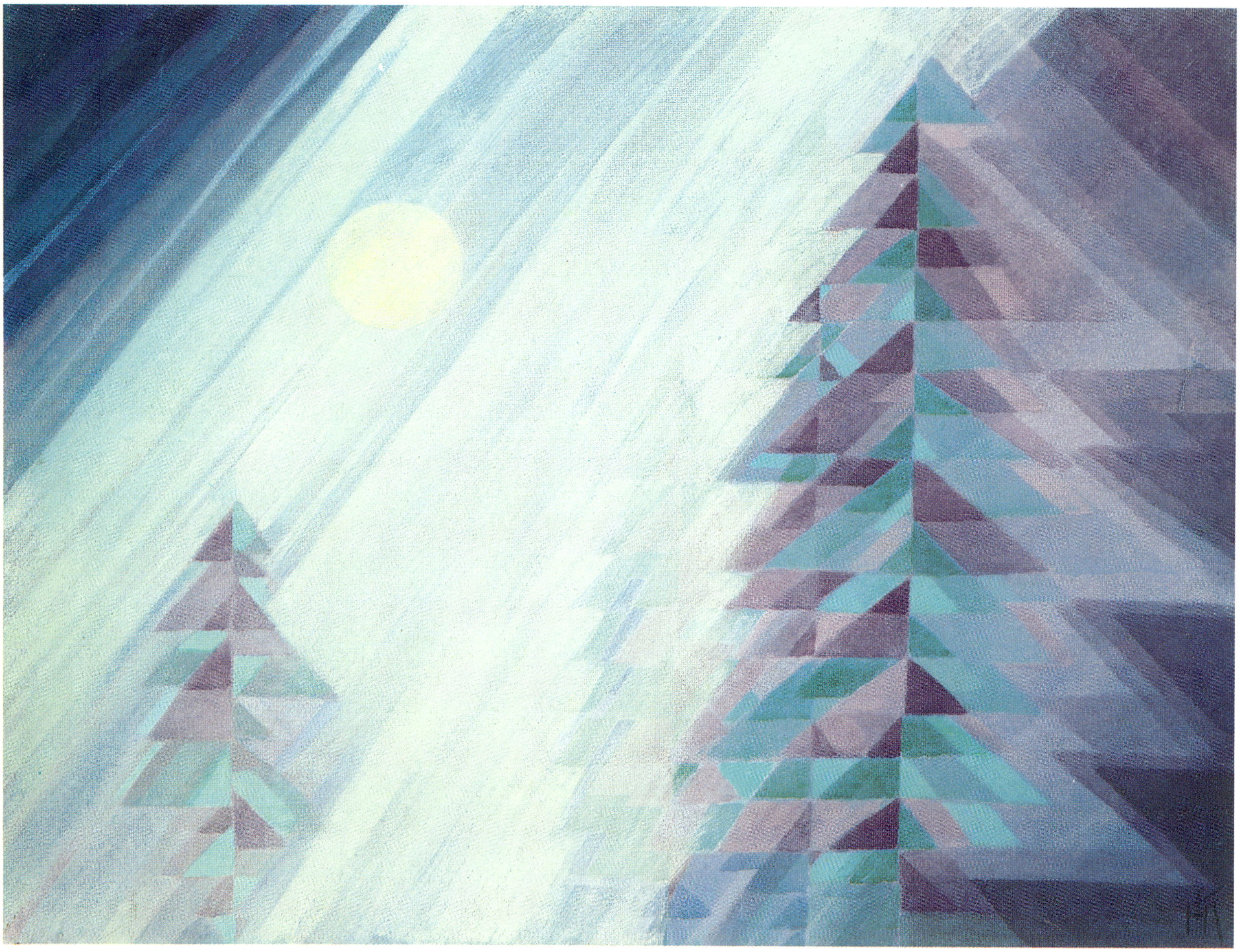

8 Mondschein

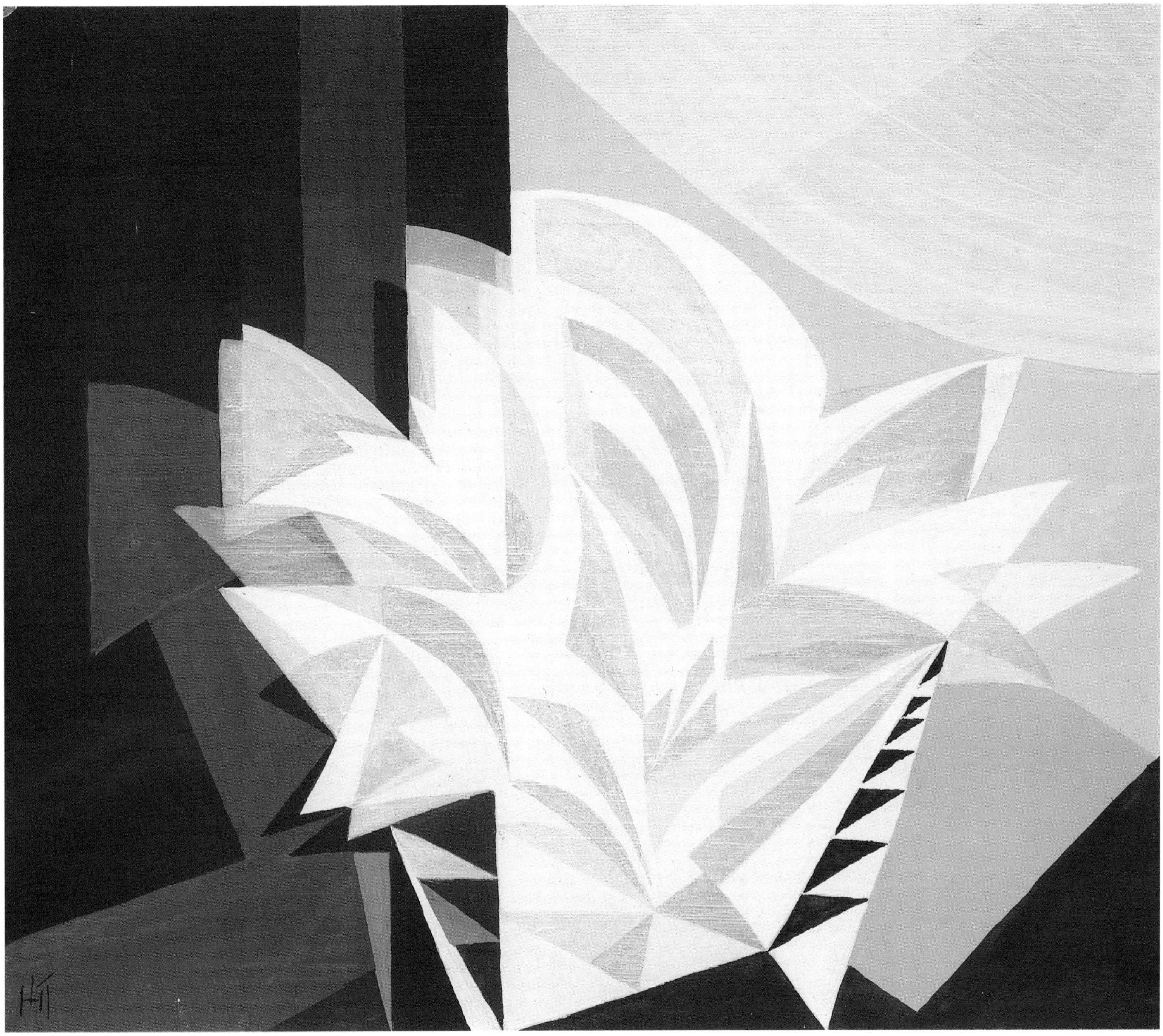

9 Stilleben

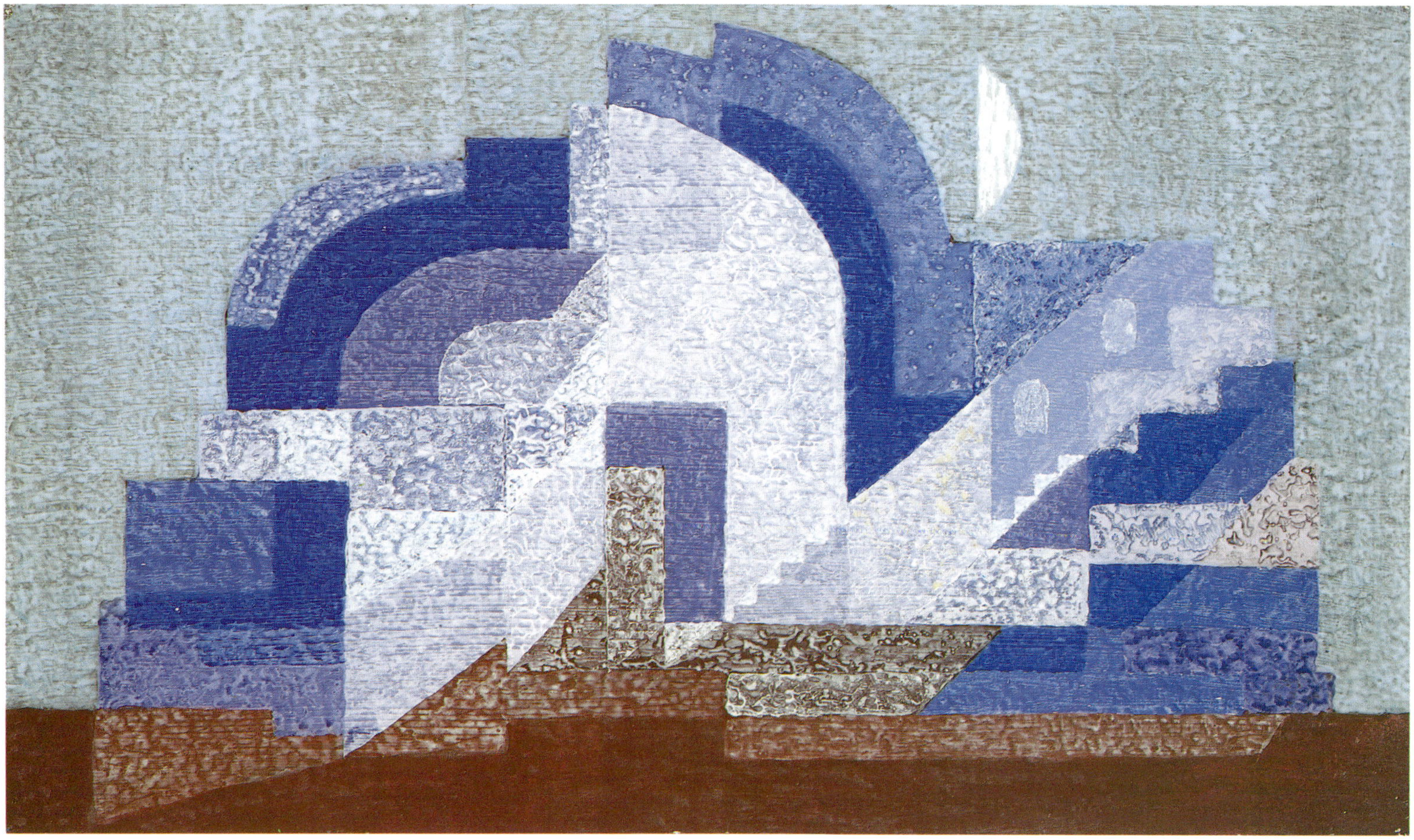

10 Nächtlicher Palast

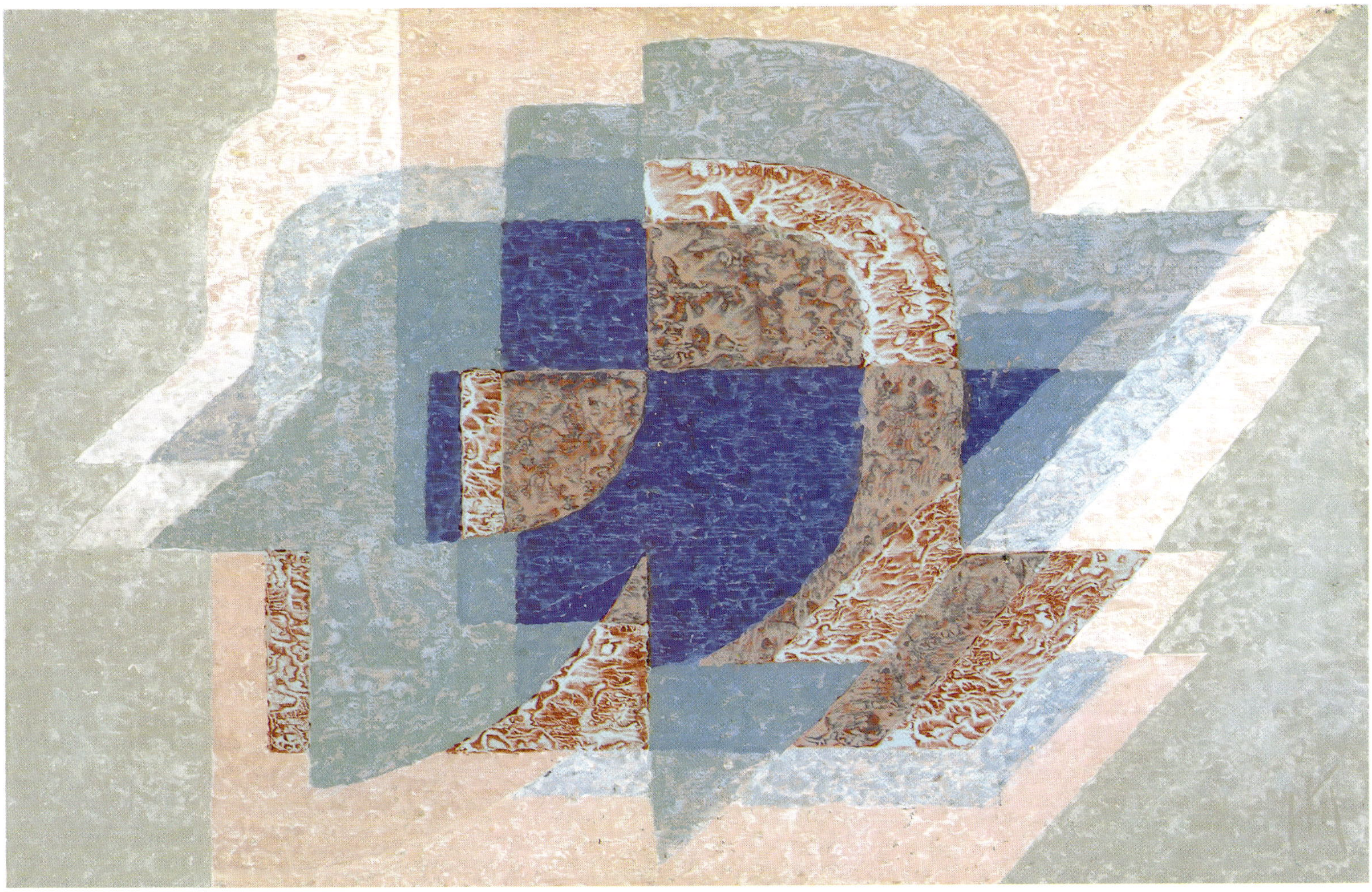

11 Formstudie

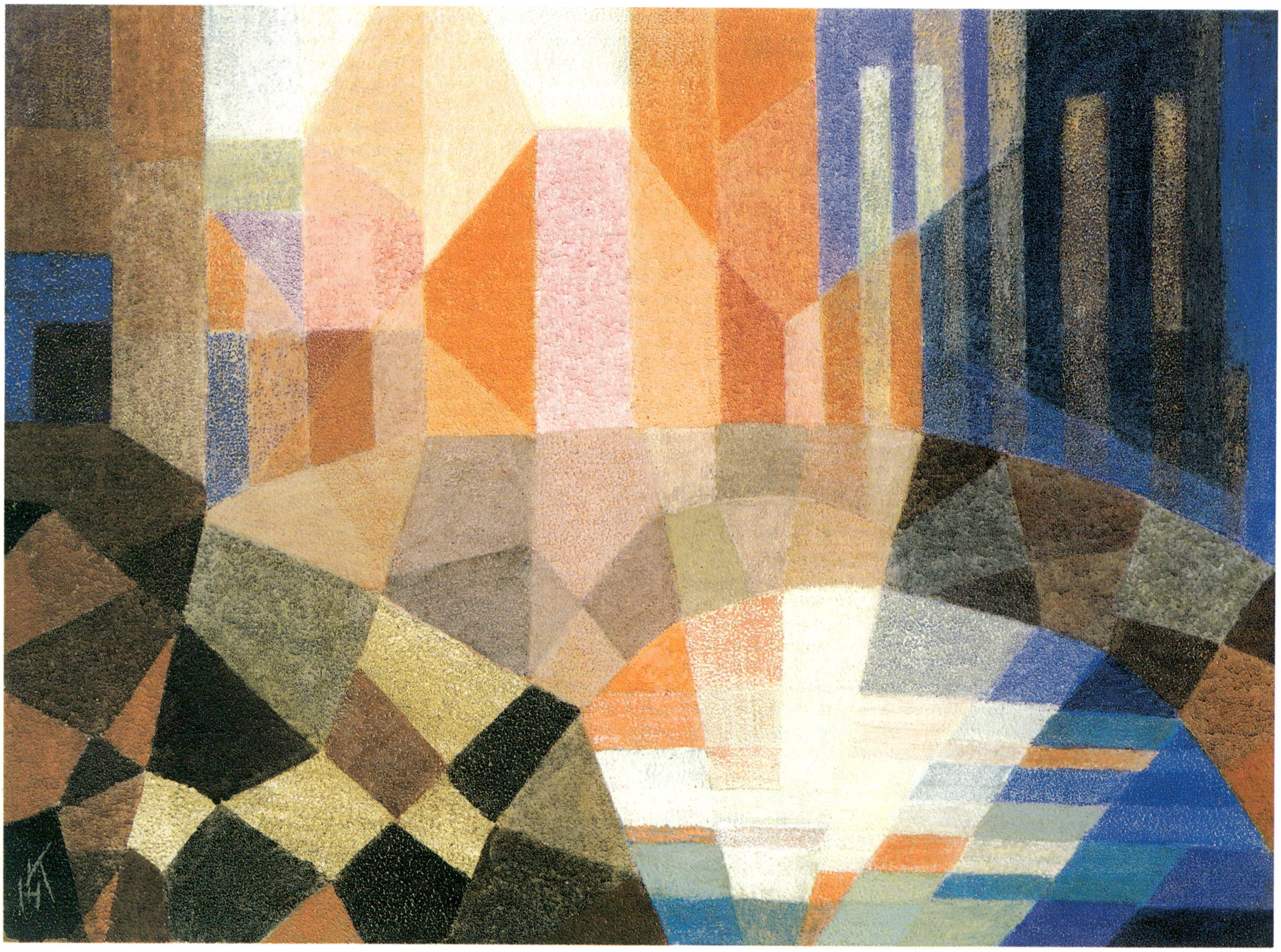

12 Rialtobrücke

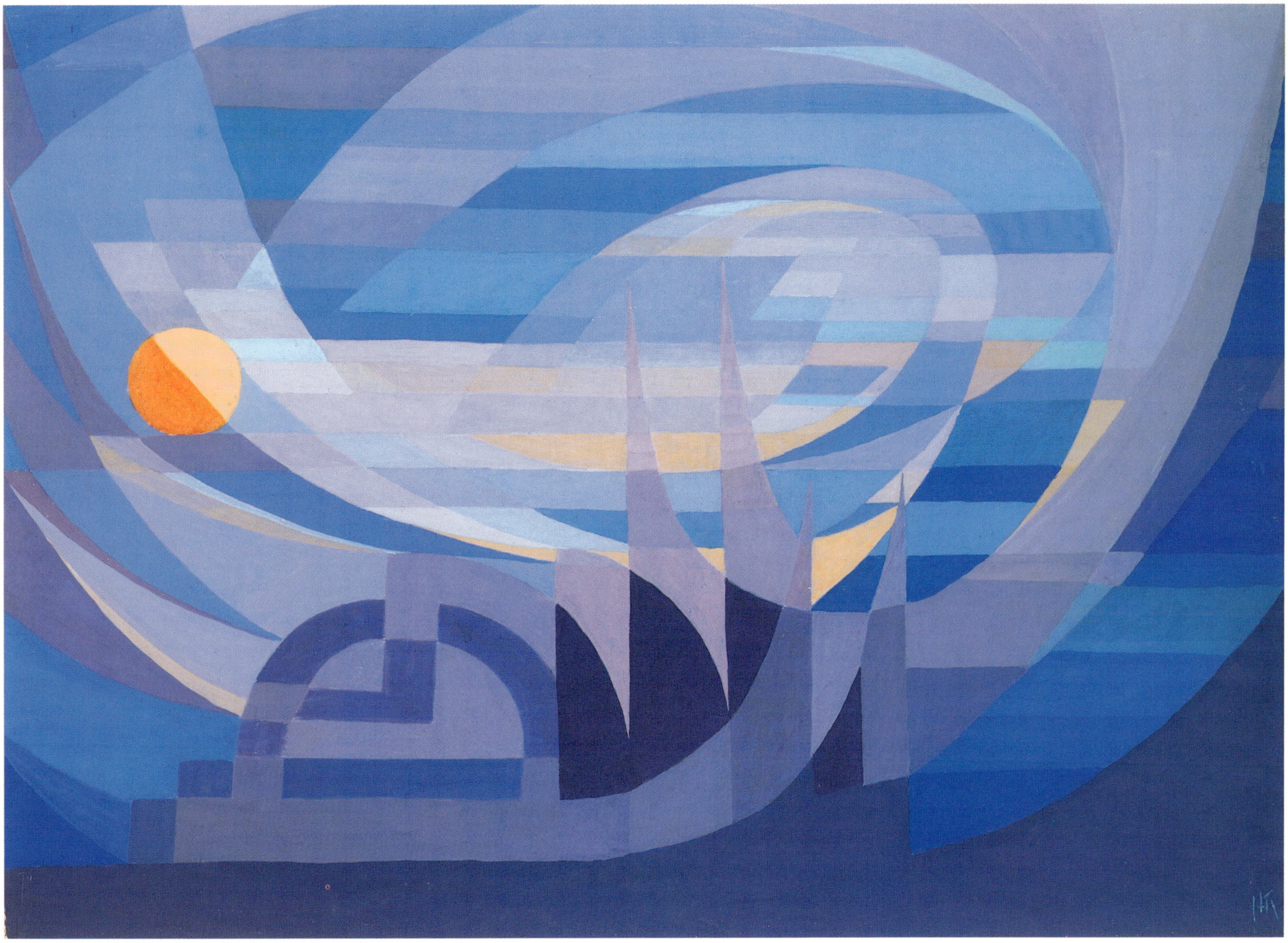

13 Nächtliche Stadt

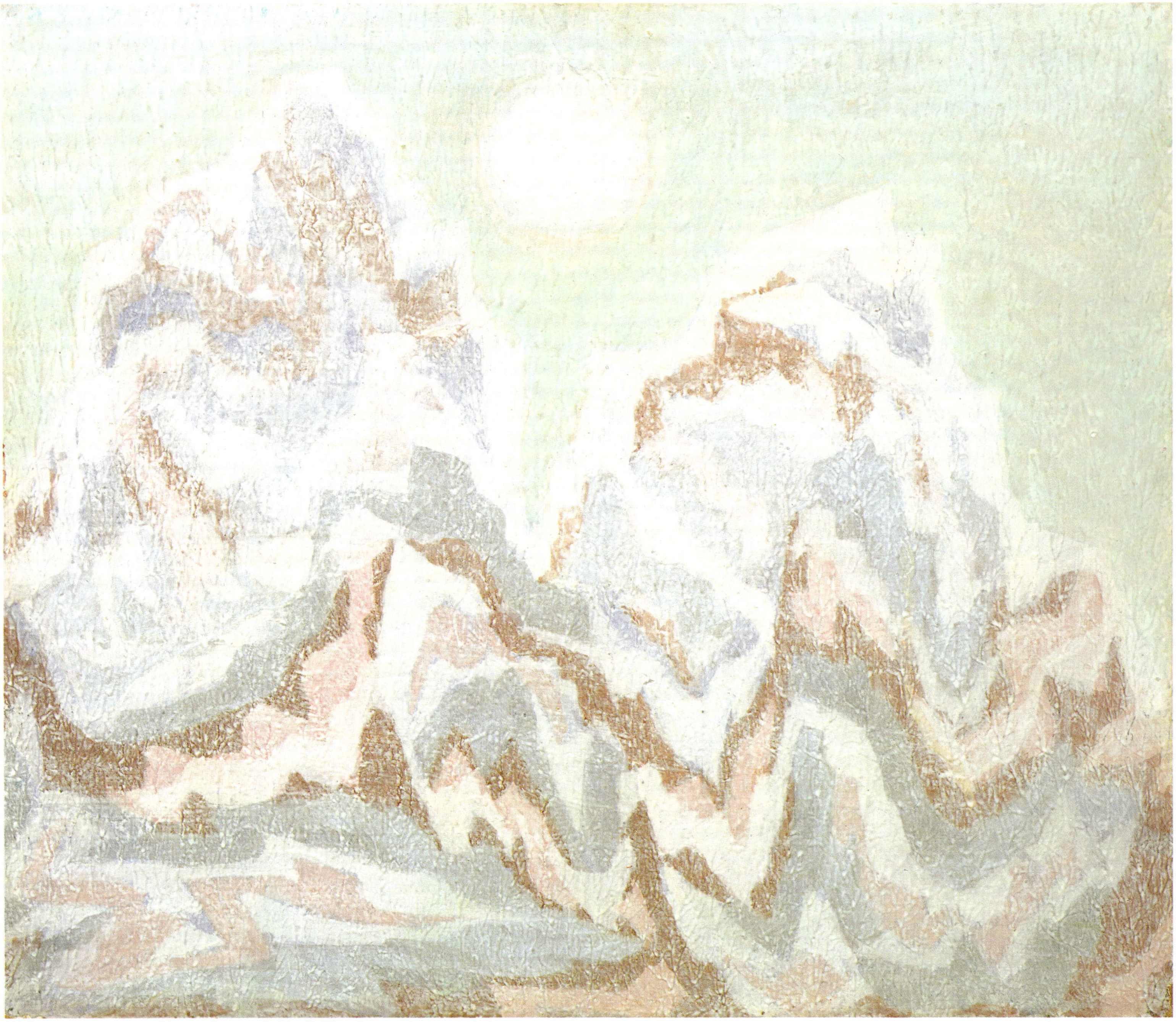

14 Winter im Gebirge

15 Domviertel

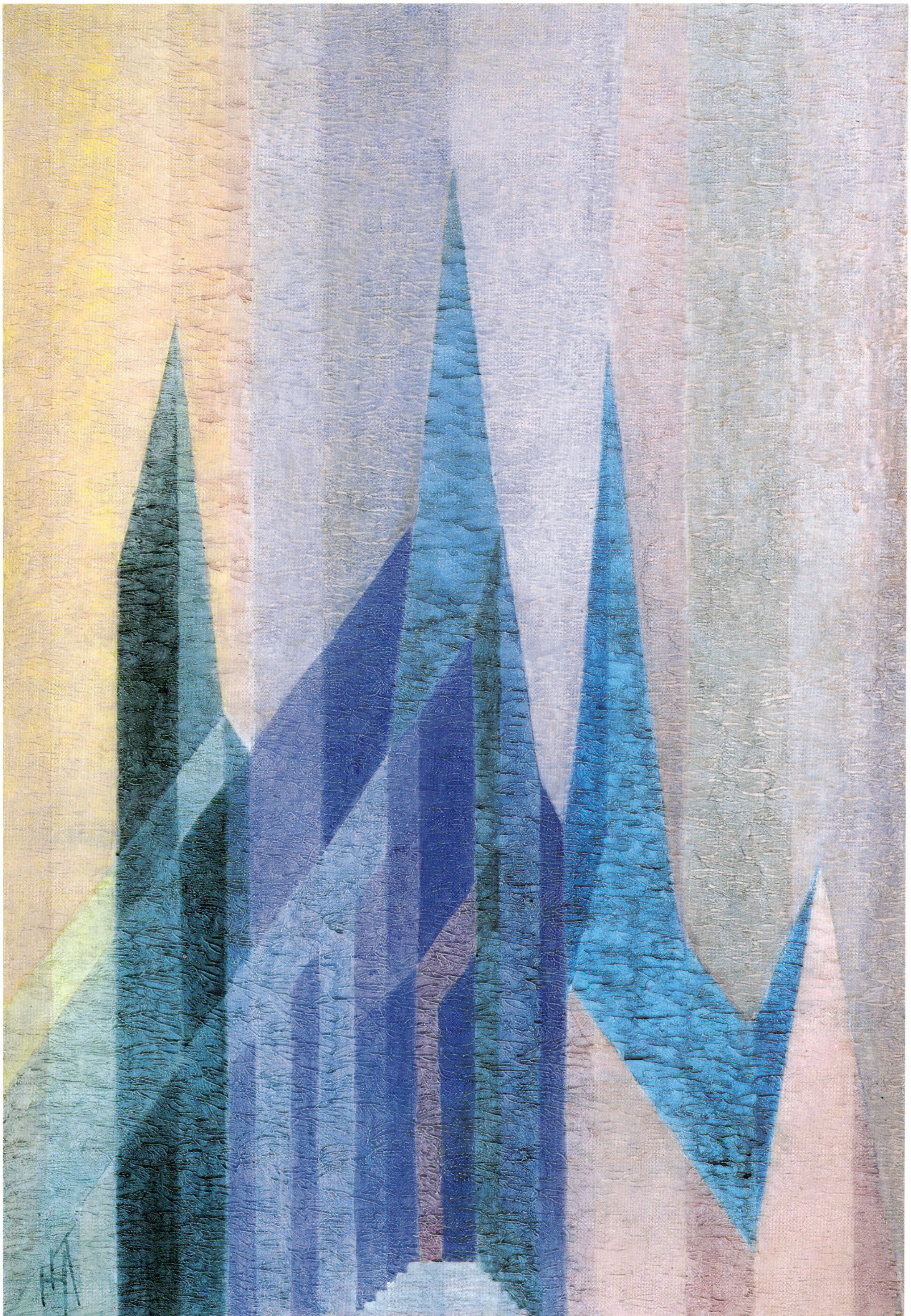

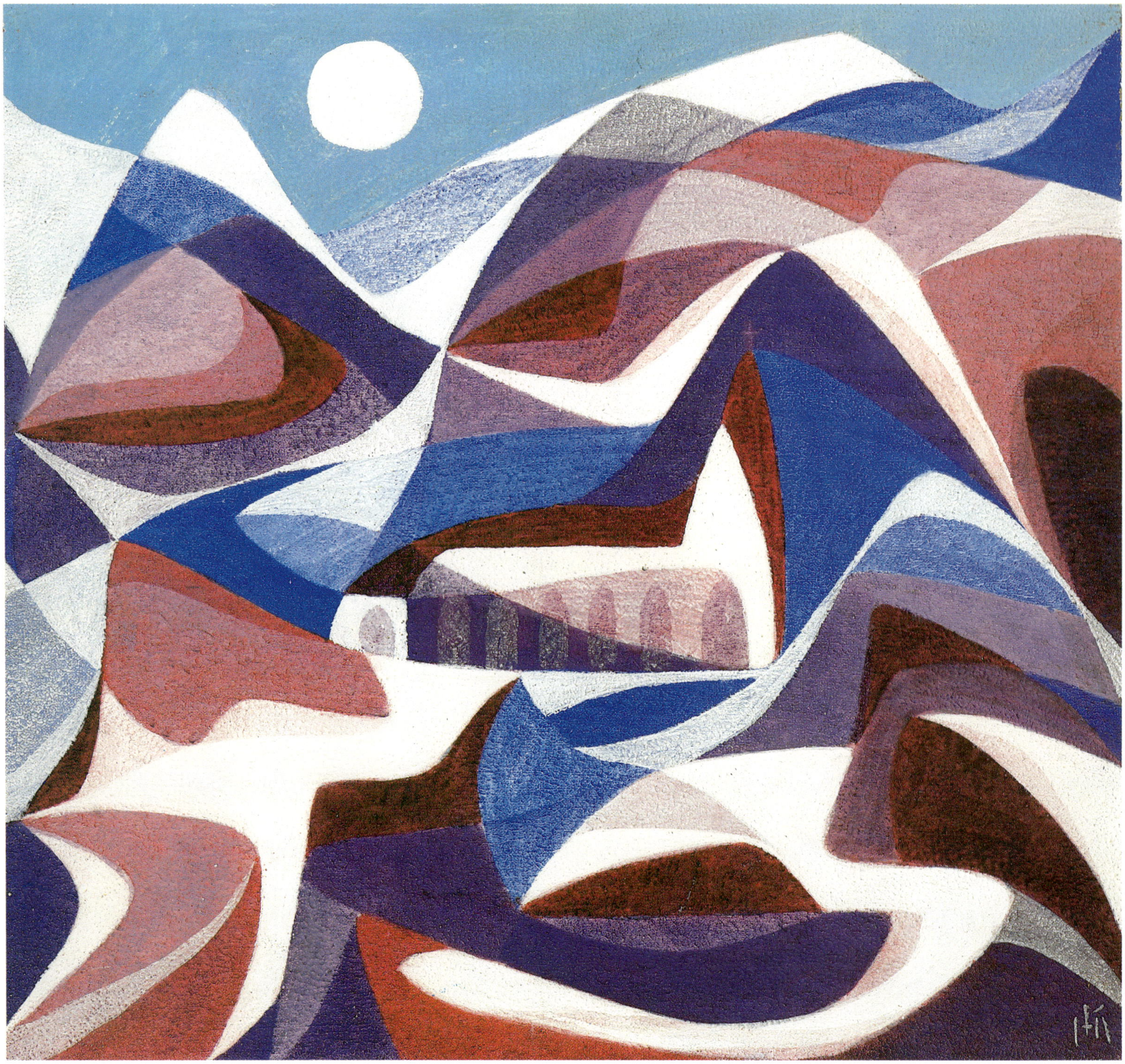

16 Kirche im Schneegebirge

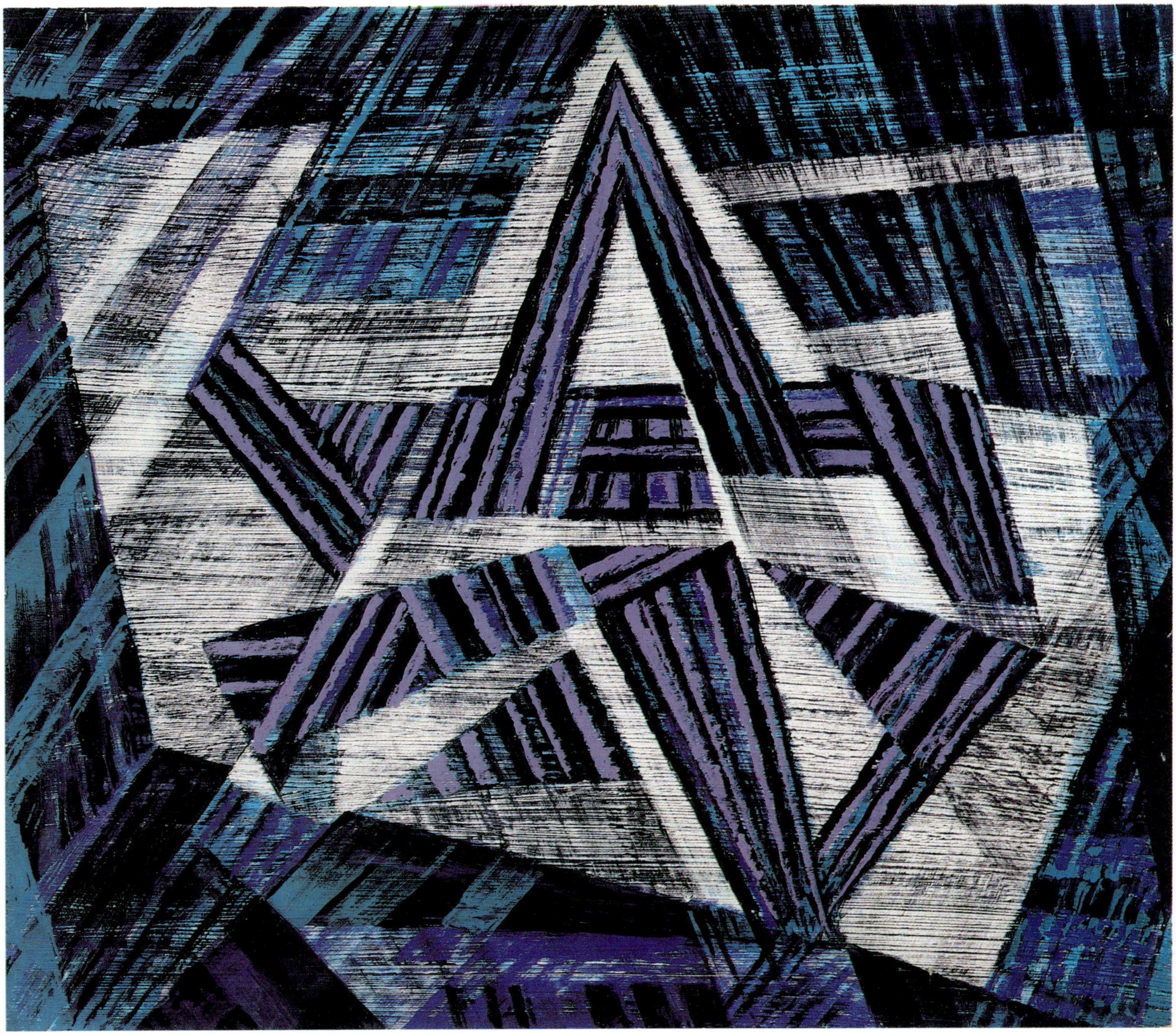

17 Gebrochenes Pentagramm

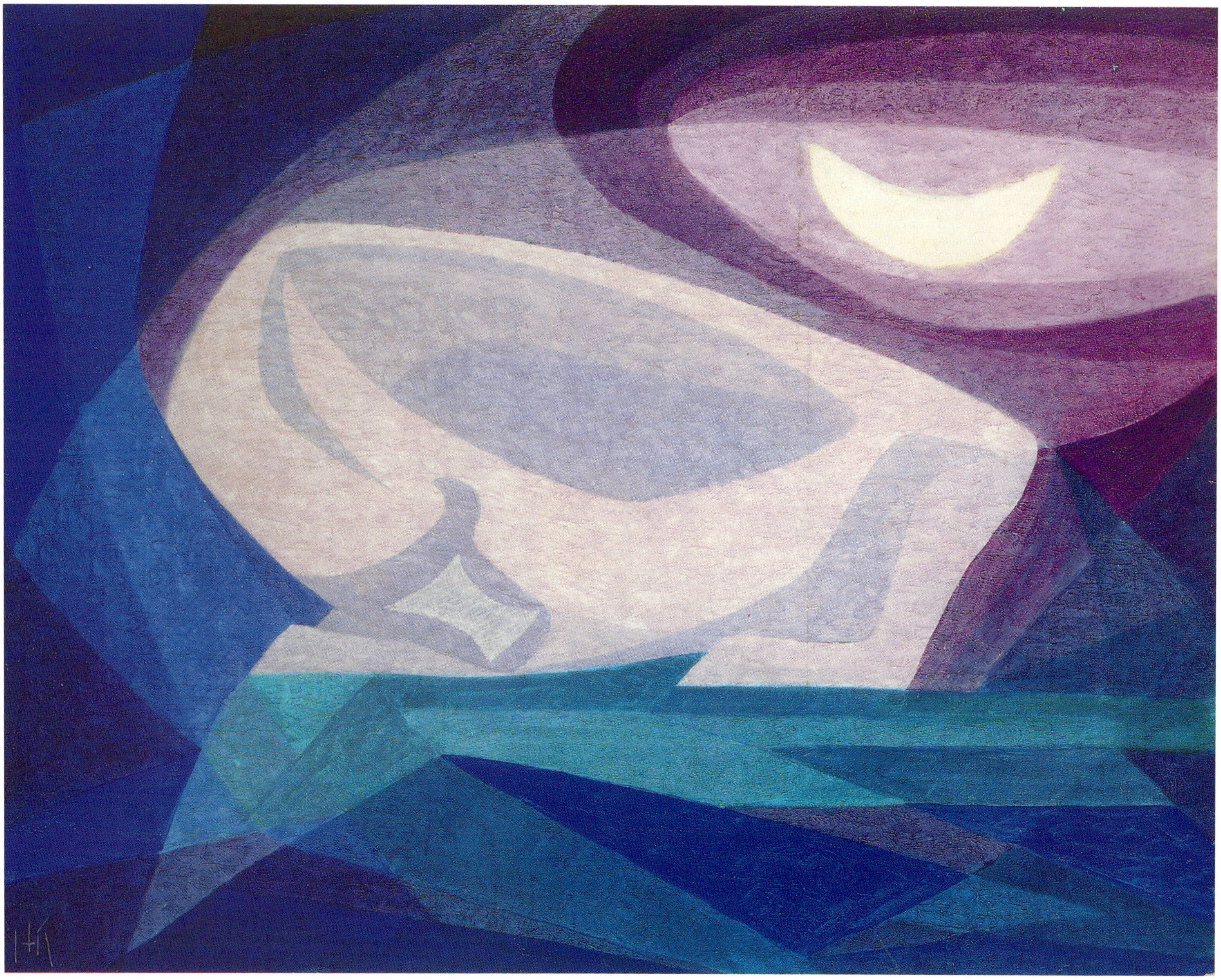

18 Liegende Kuh

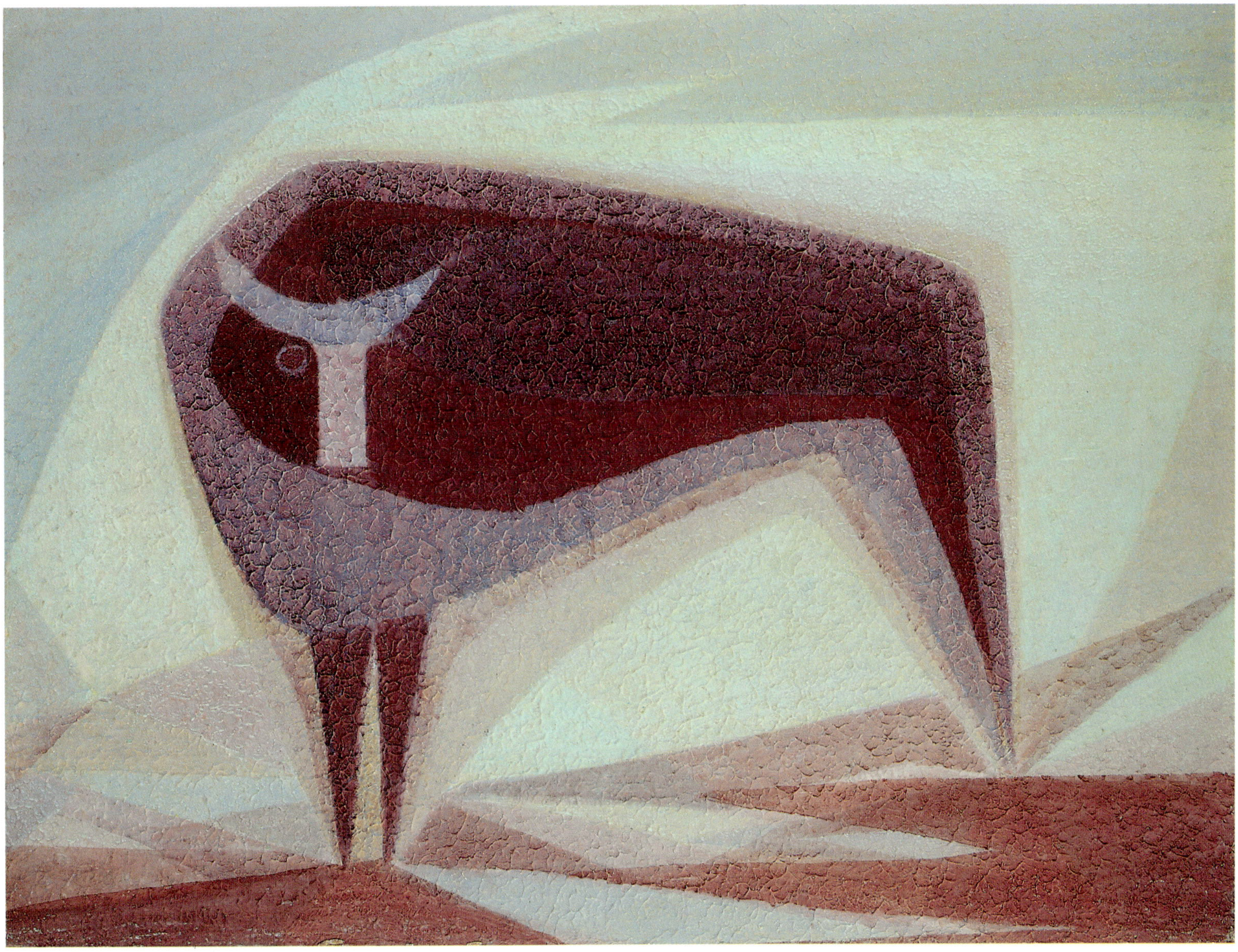

19 Rotbrauner Stier

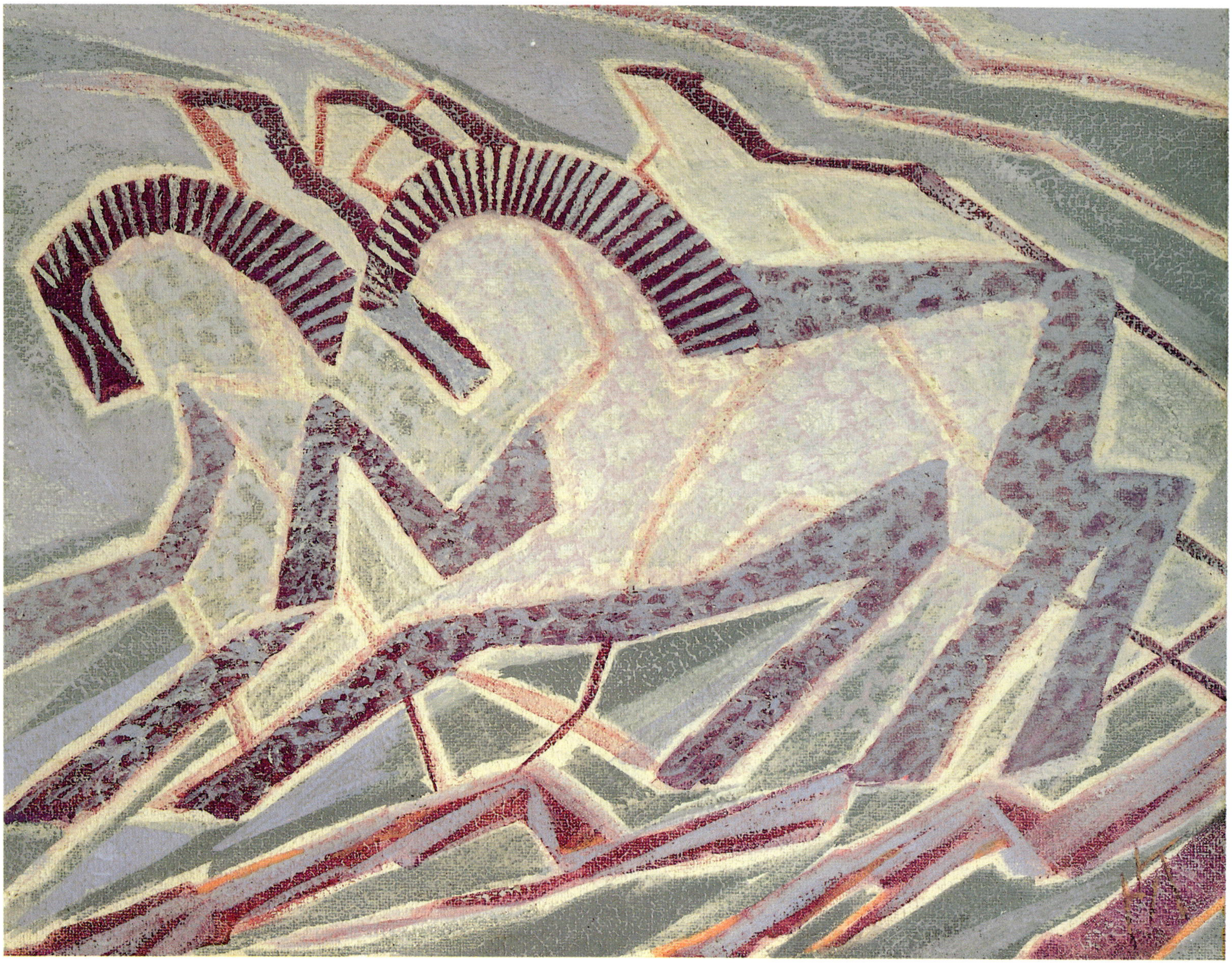

20 Reiter

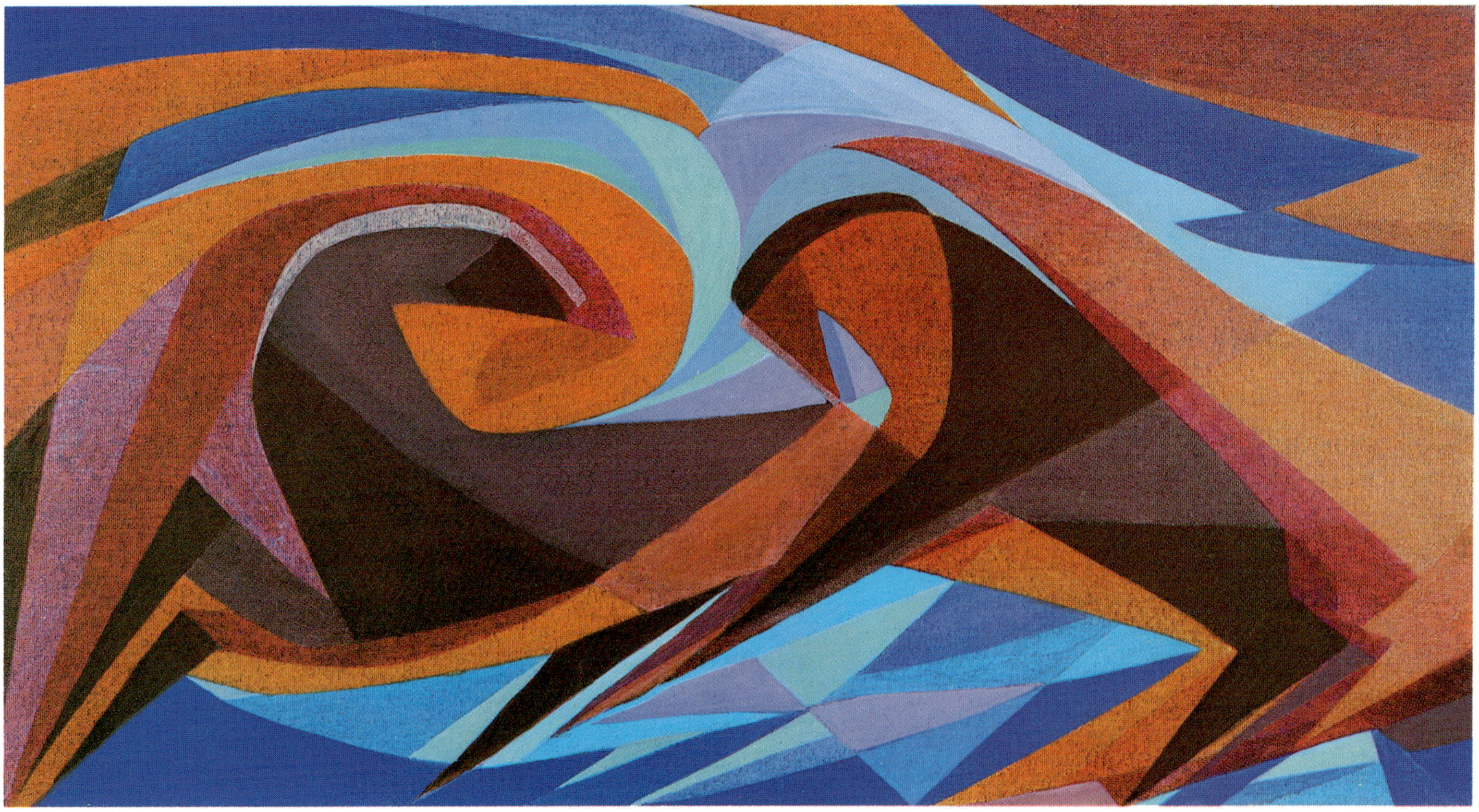

21 Springende Pferde

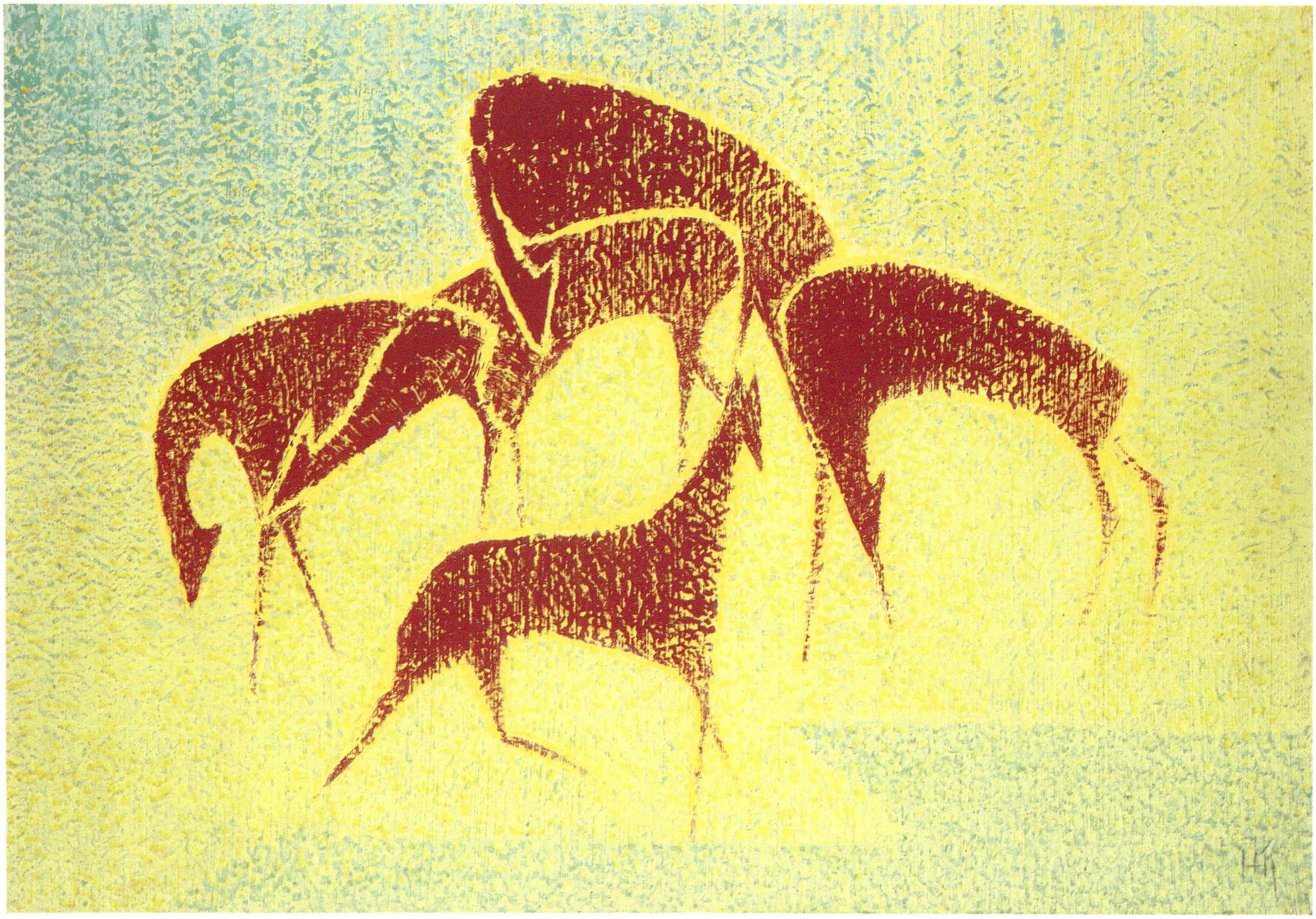

22 Rehe

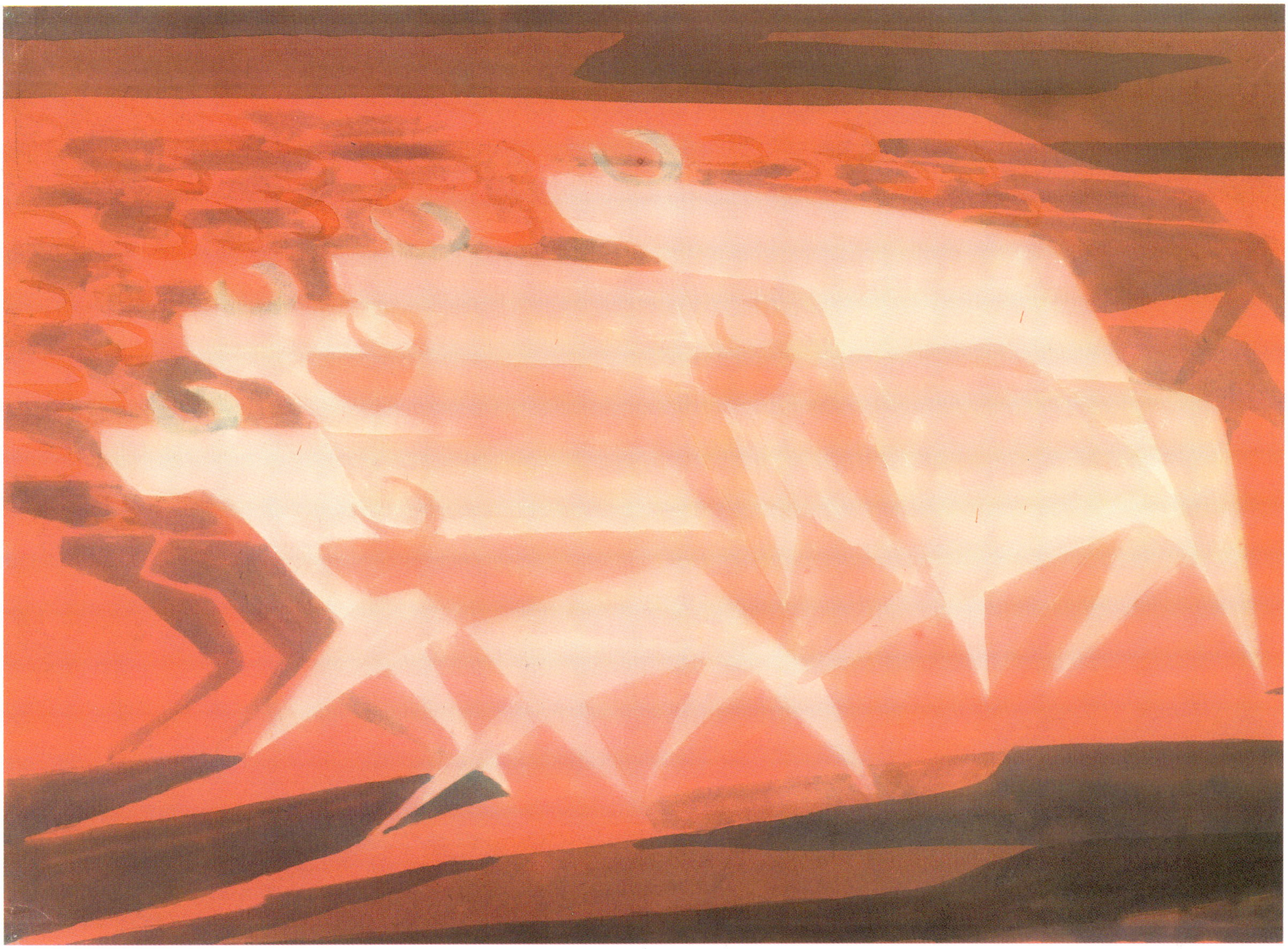

23 Herde

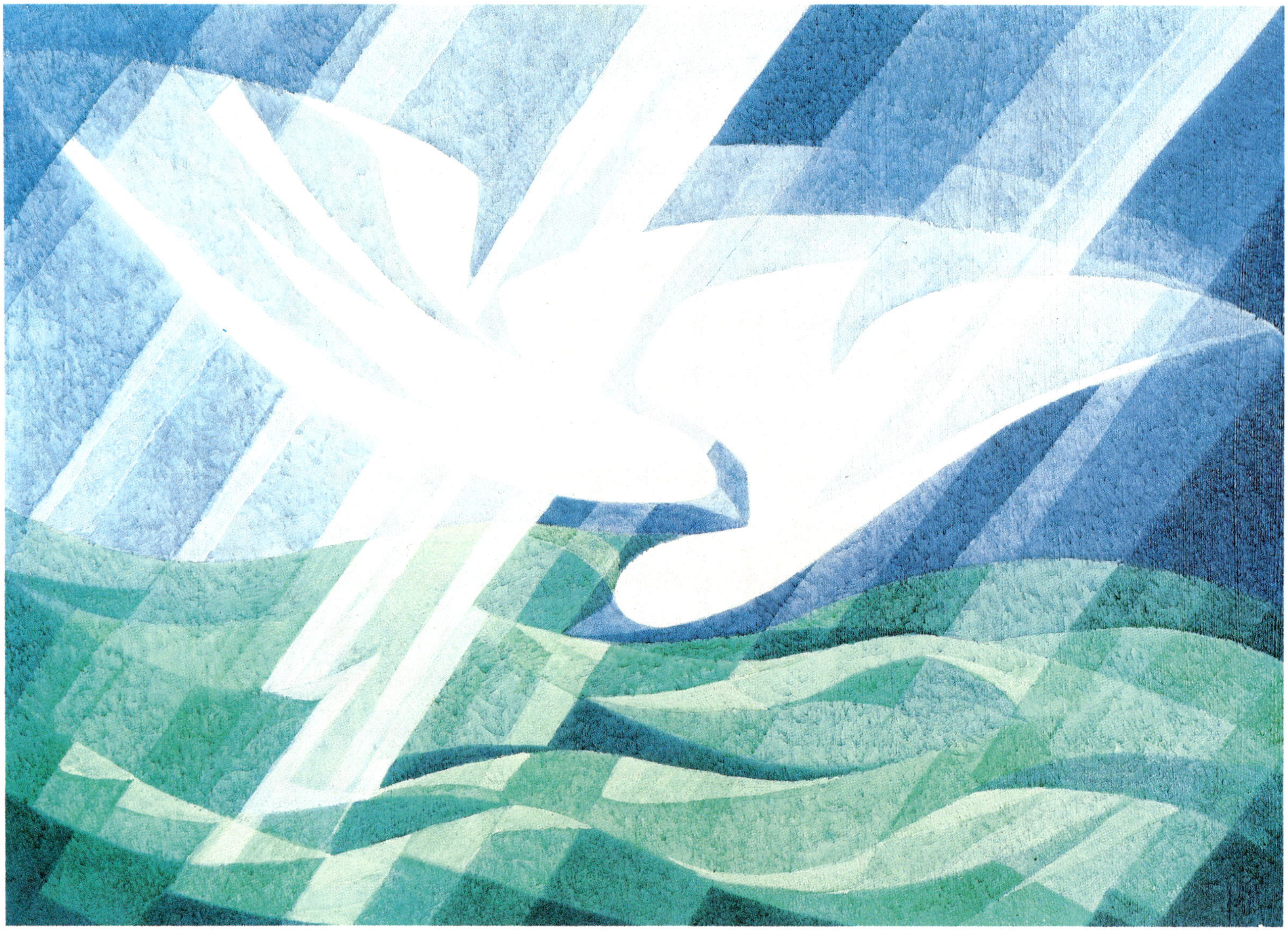

24 Möwen über dem Meer

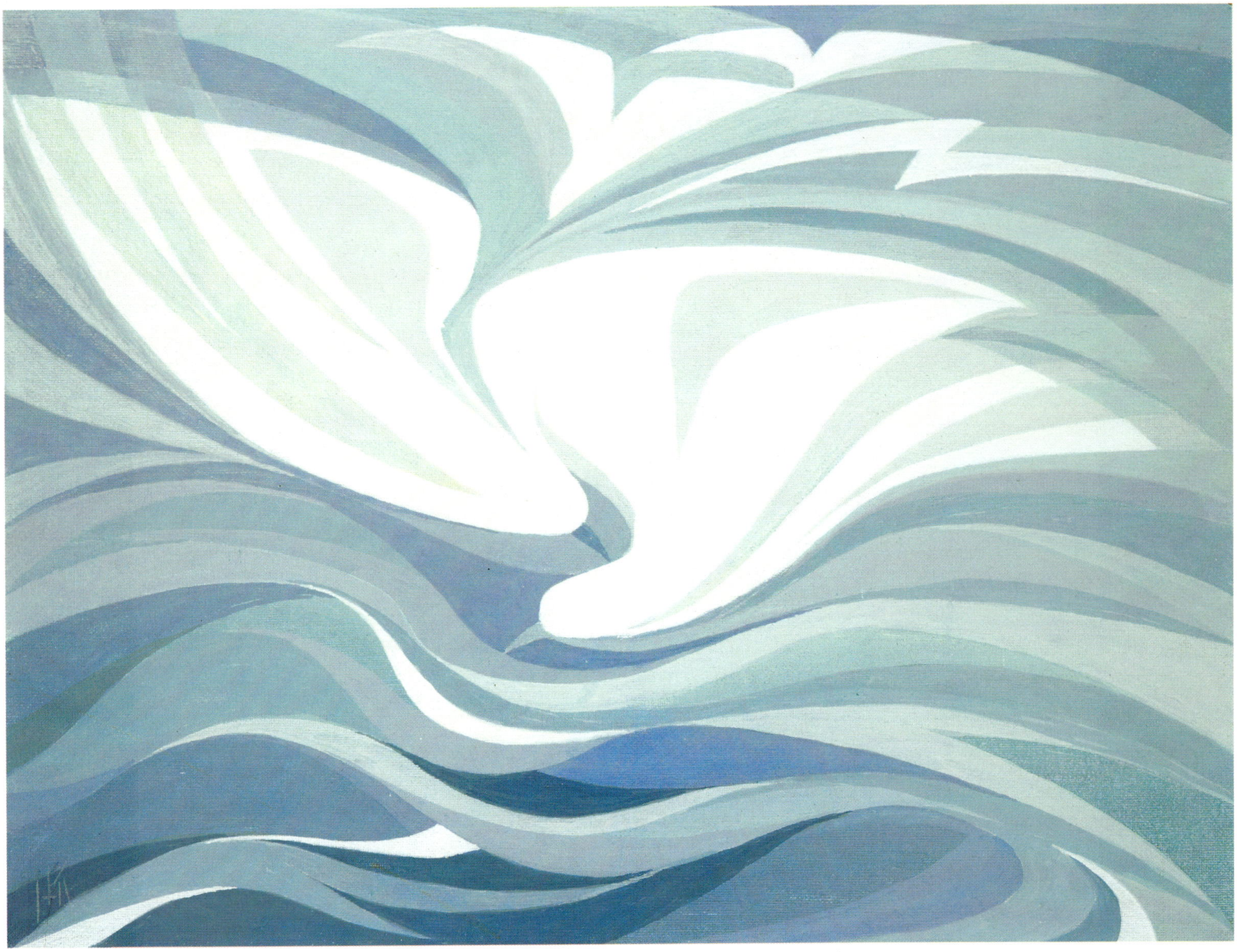

25 Möwen

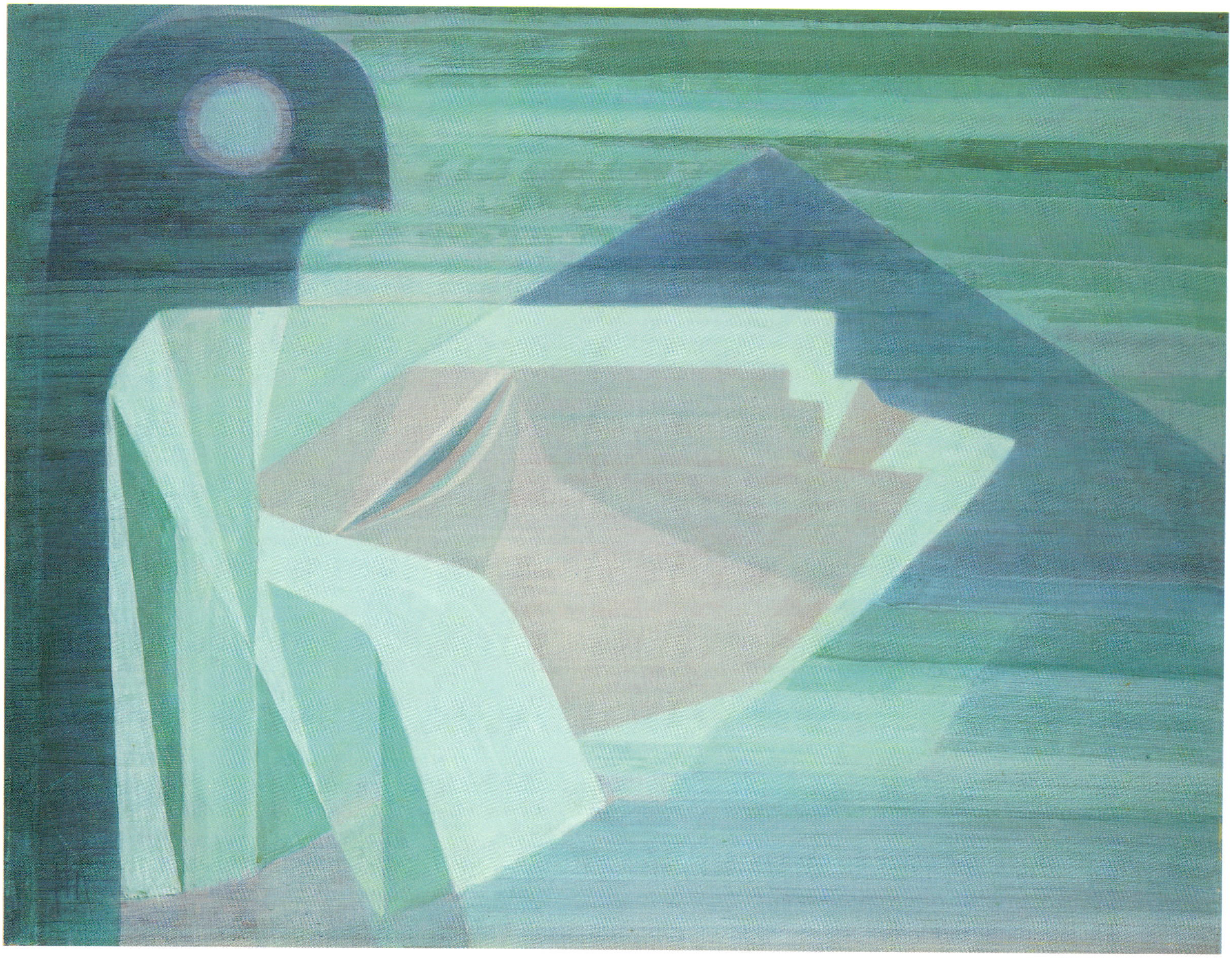

26 Tempelschlaf

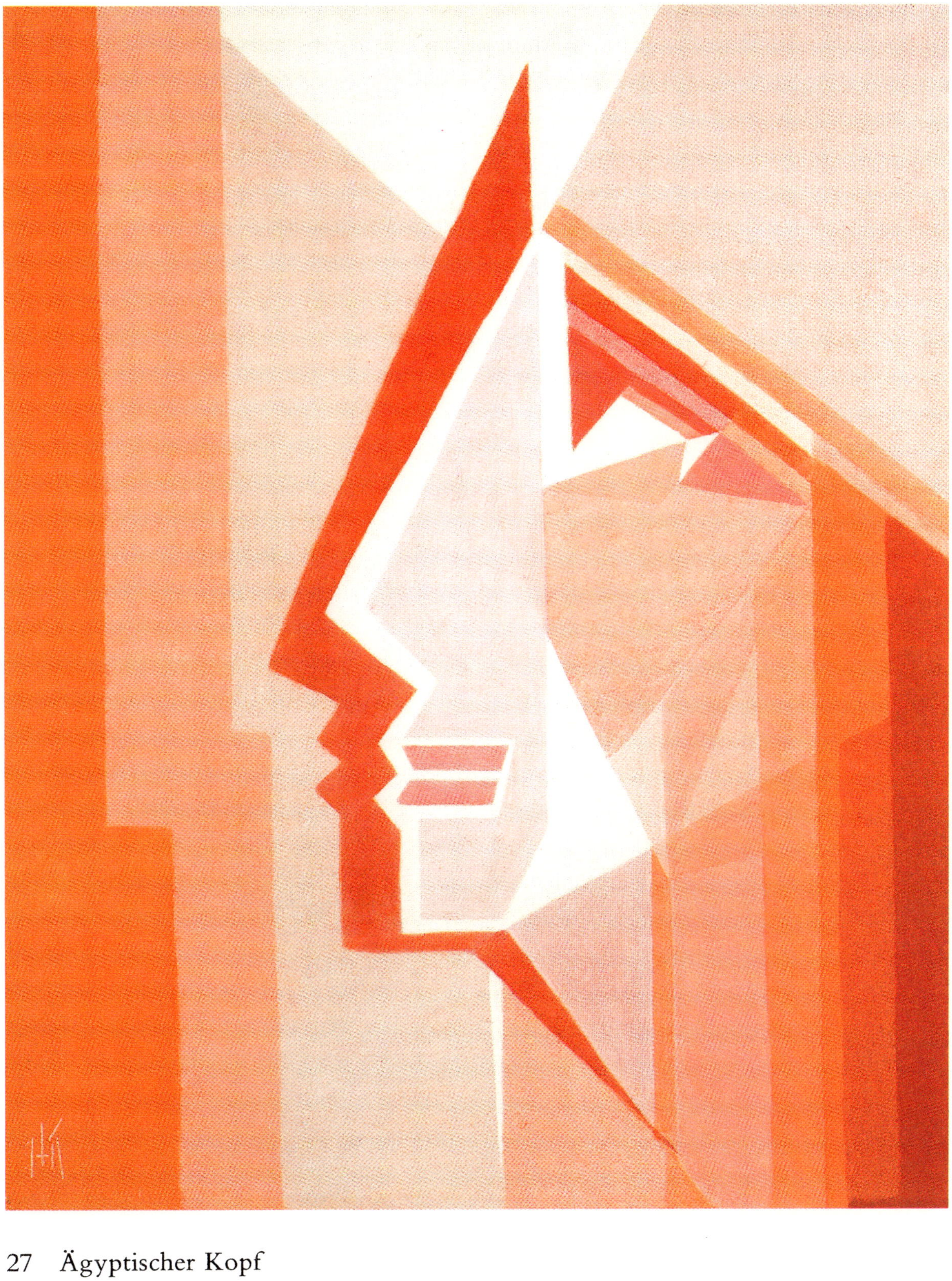

27 Ägyptischer Kopf

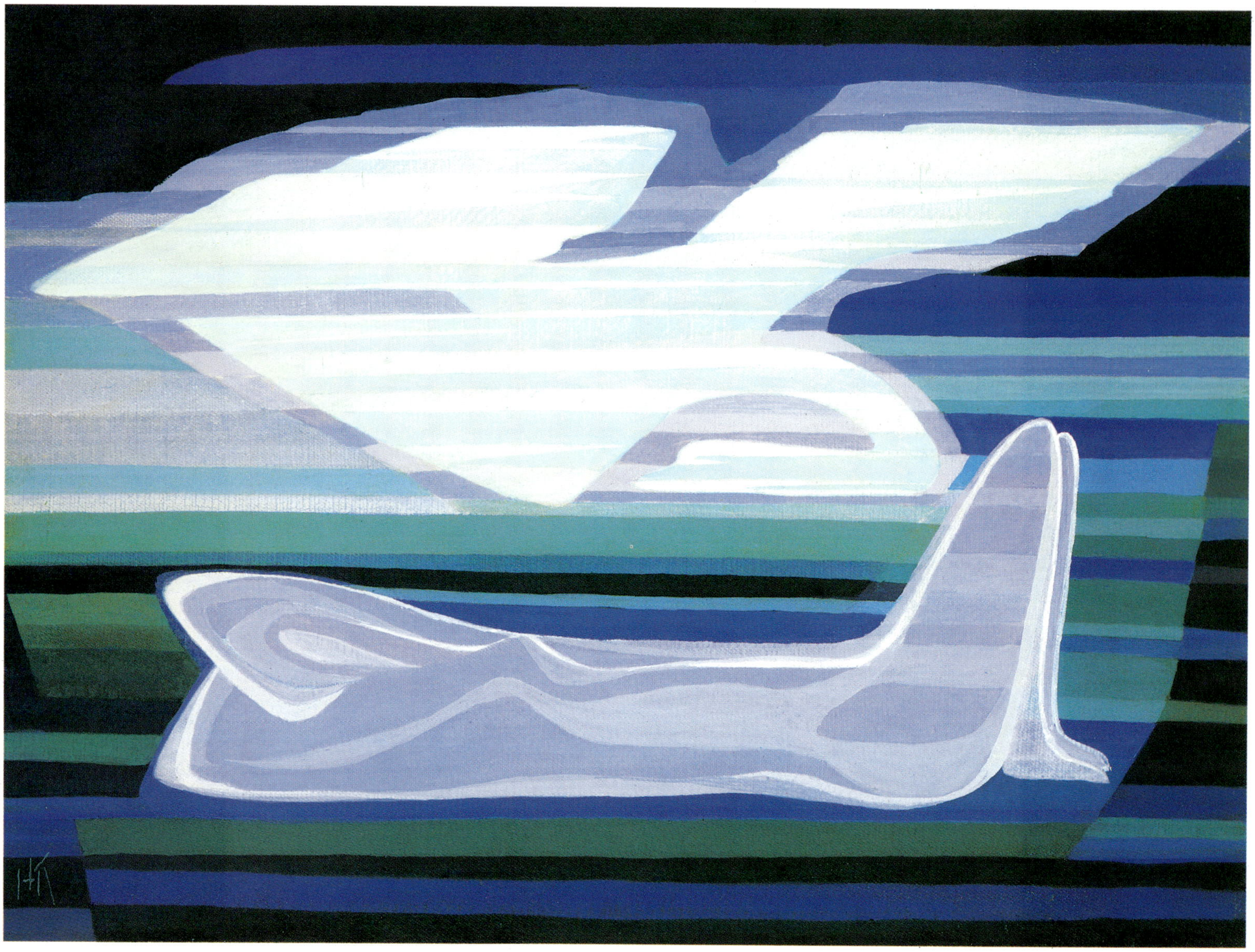

28 Leda mit dem Schwan

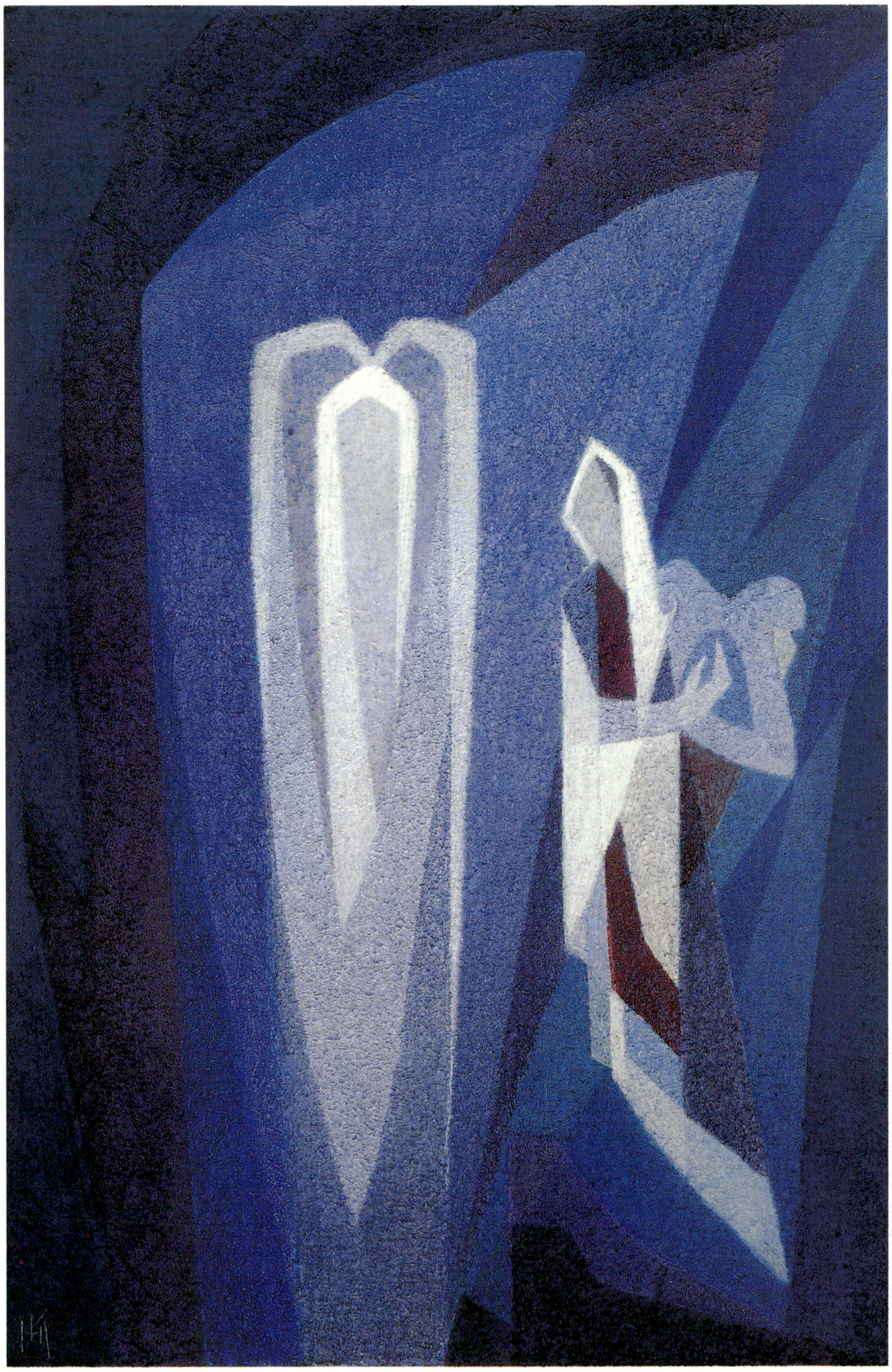

29 Orpheus und Eurydike

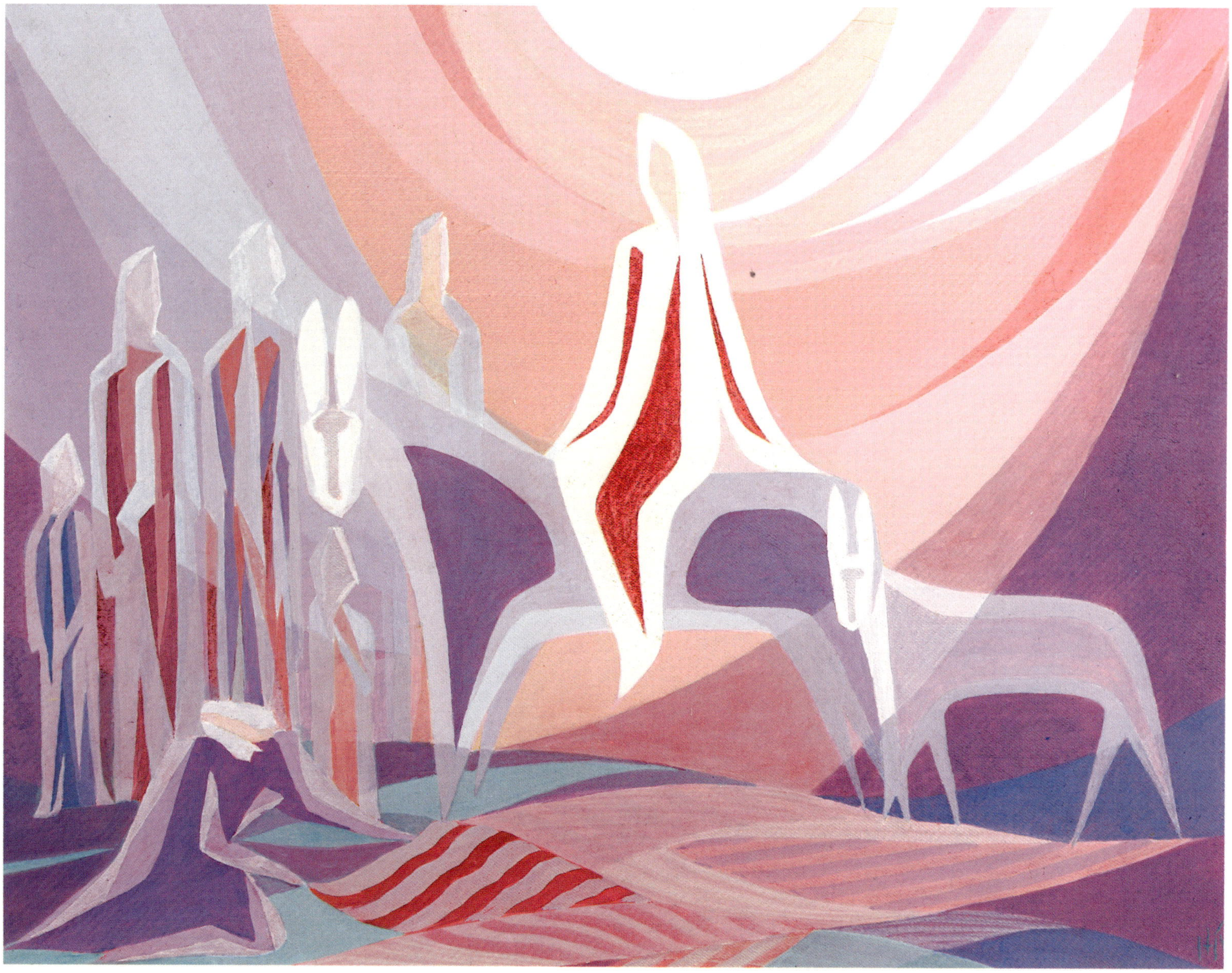

30 Einzug in Jerusalem

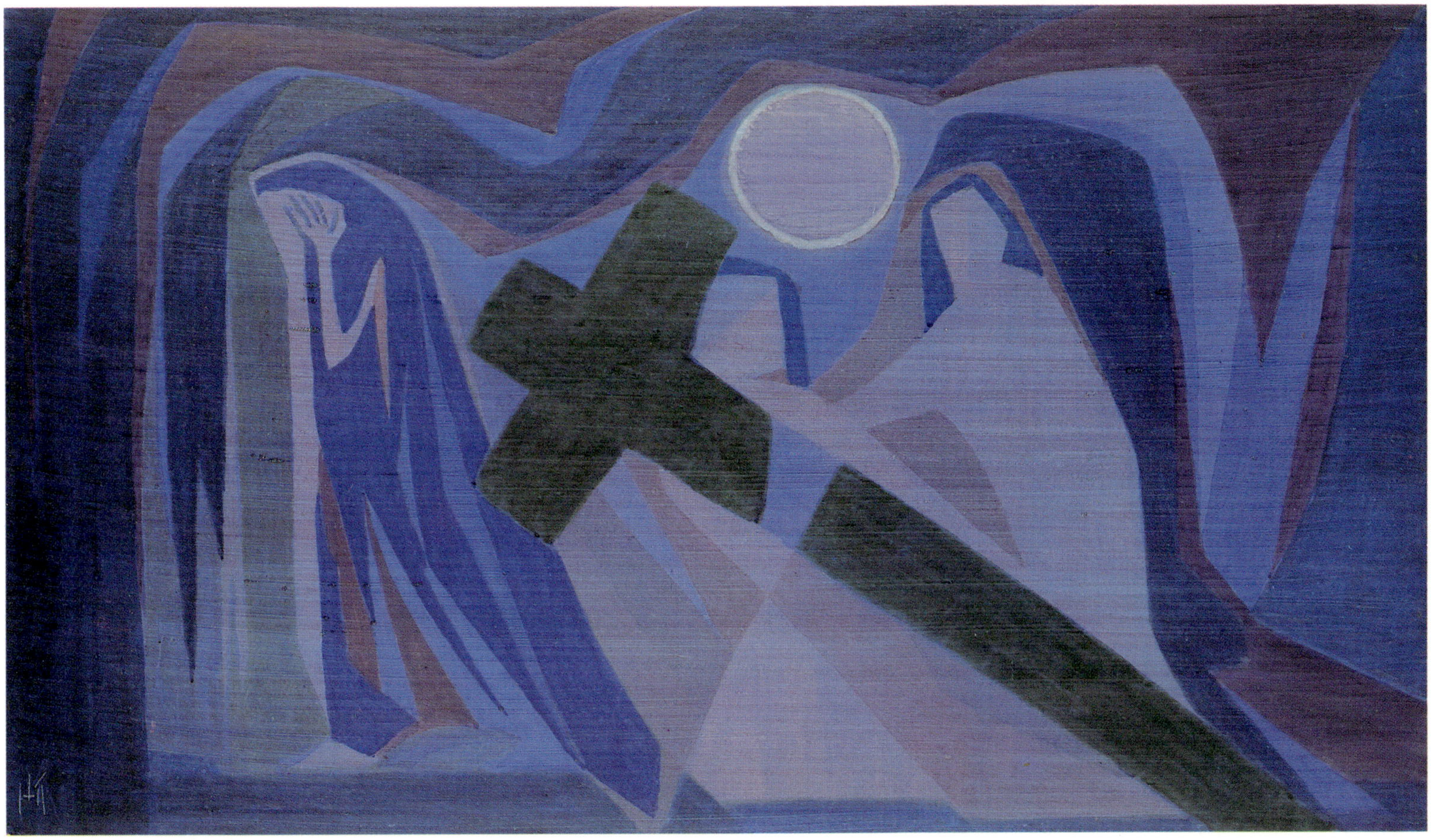

31 Kreuztragung

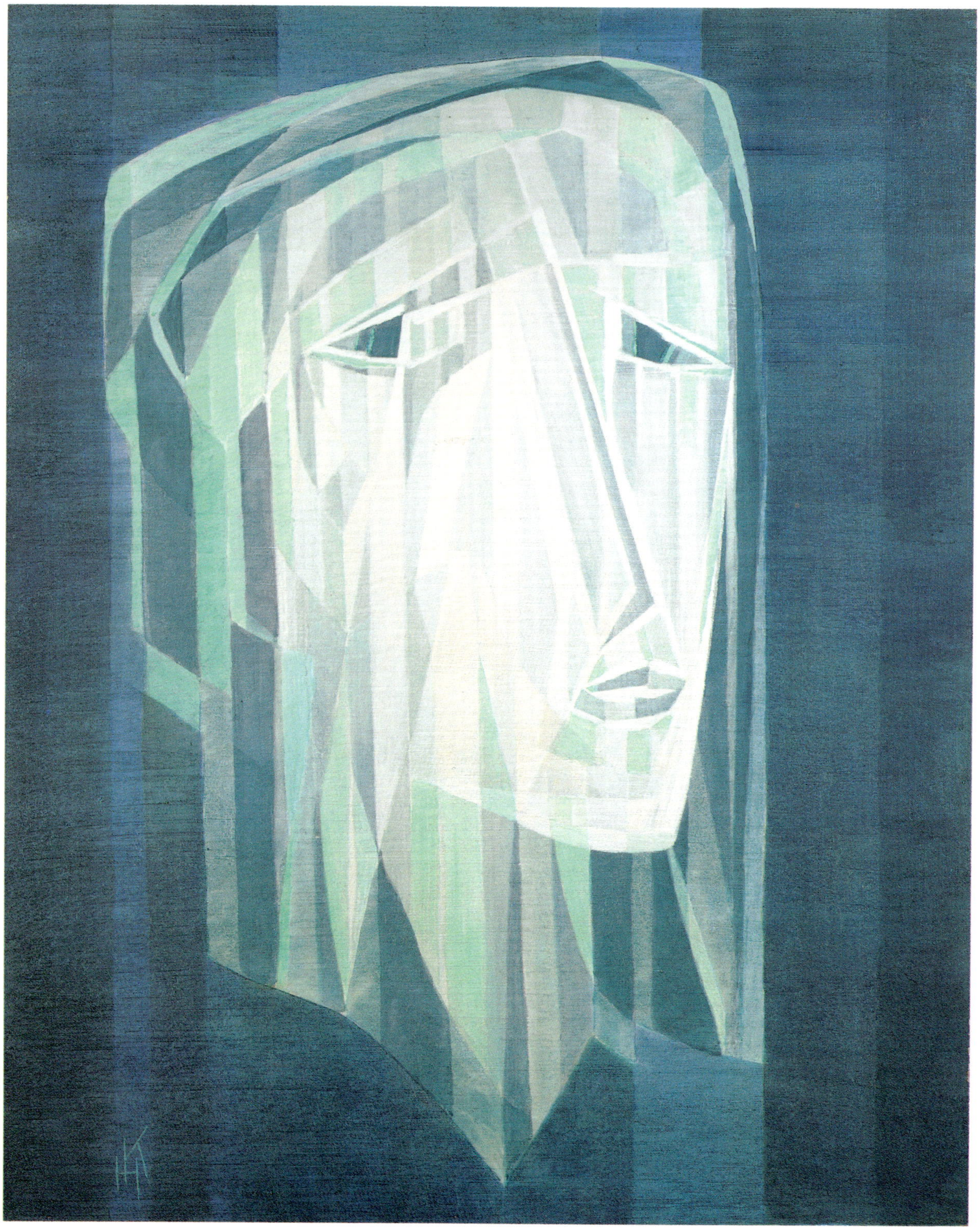

32 Melancholie

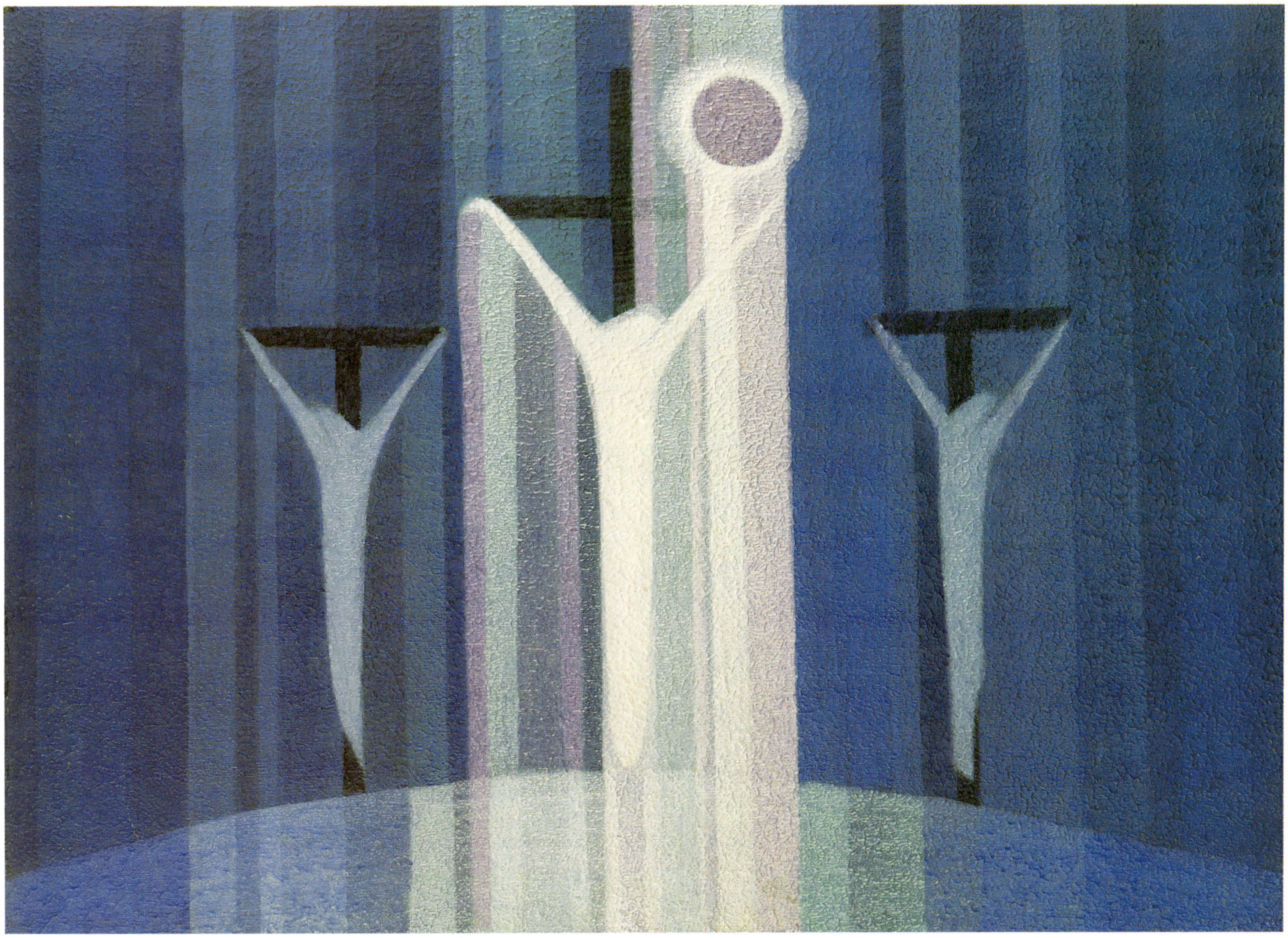

33 Golgatha

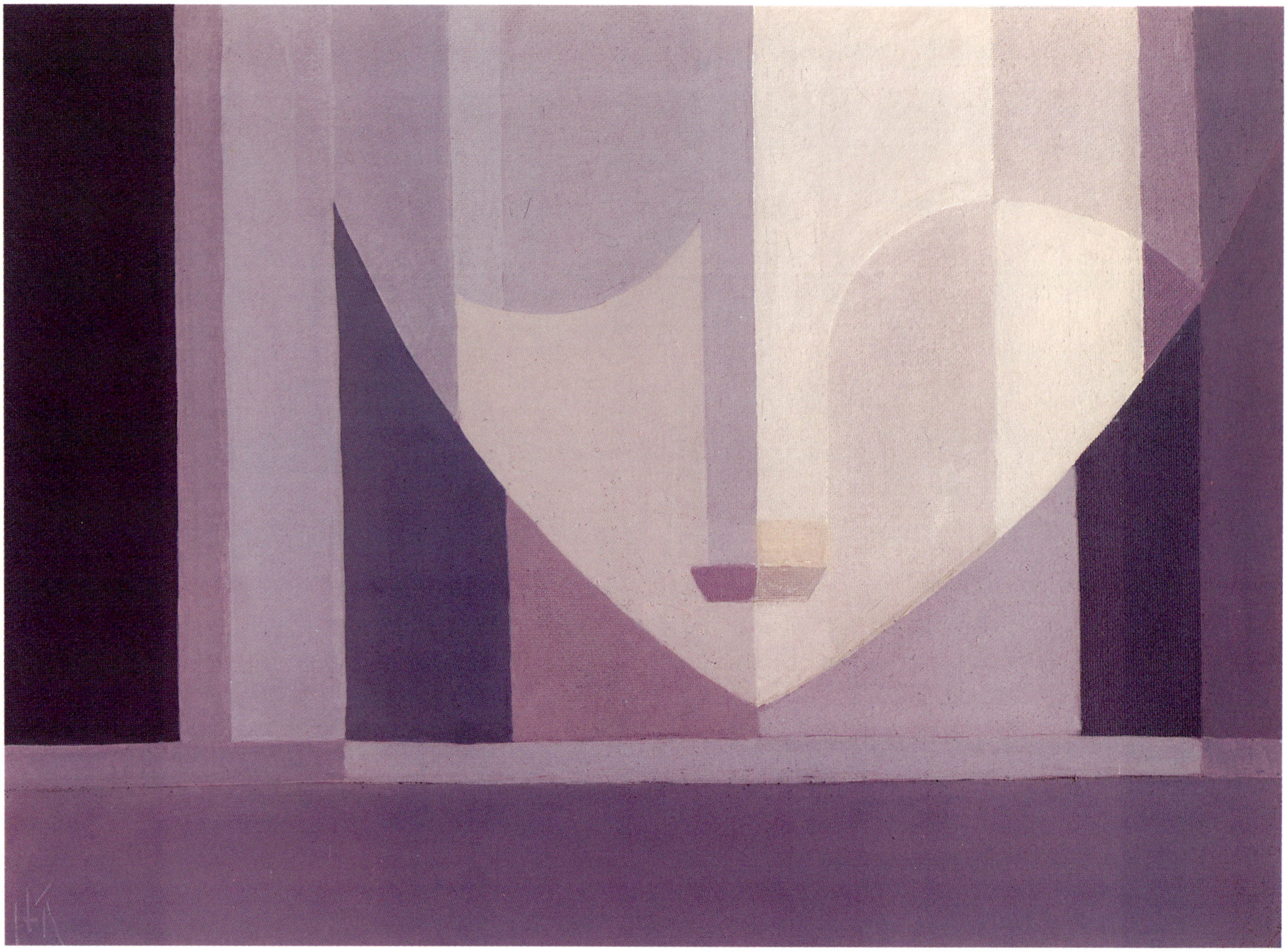

34 Inkarnation

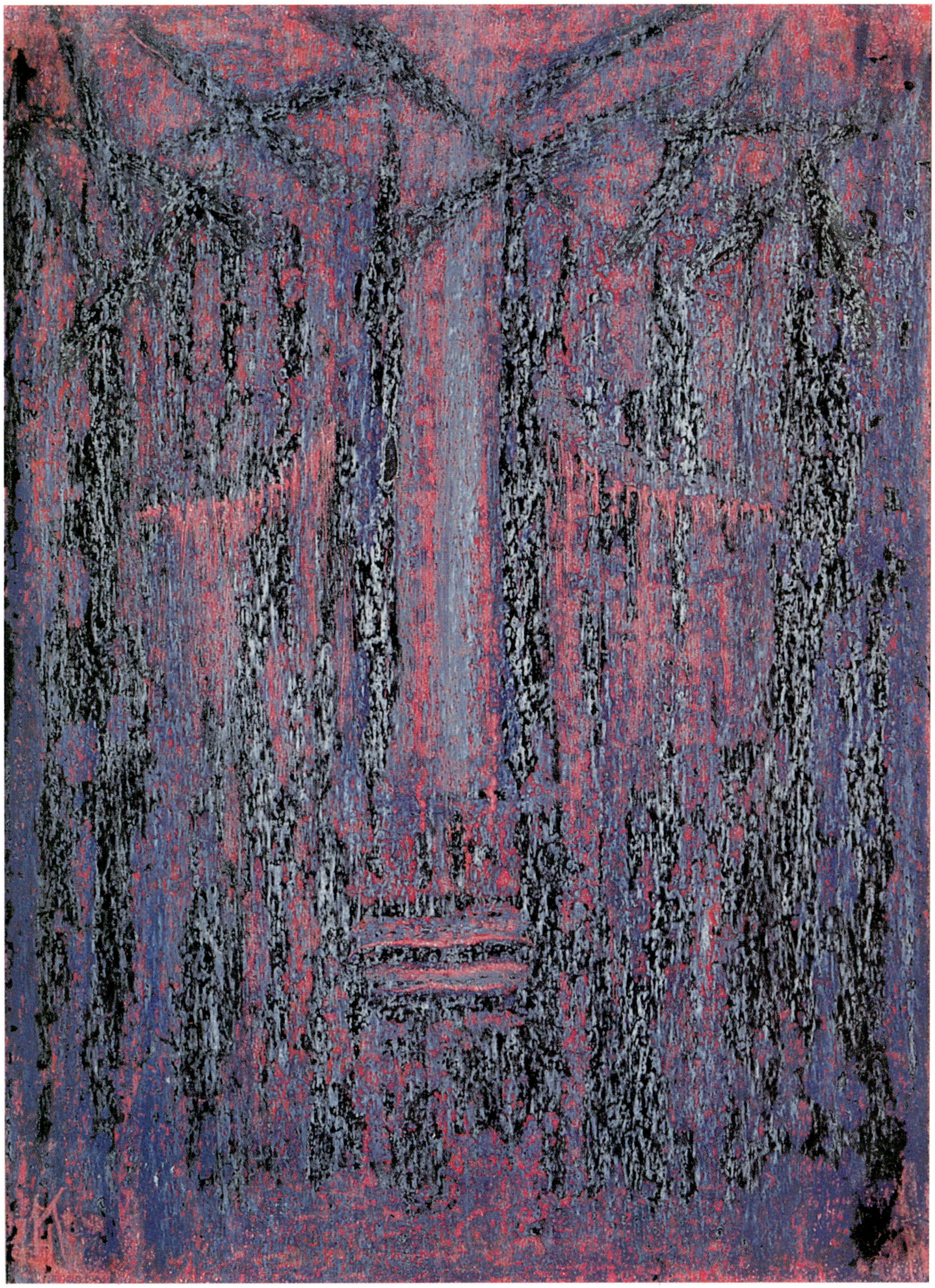

35 Ecce Homo

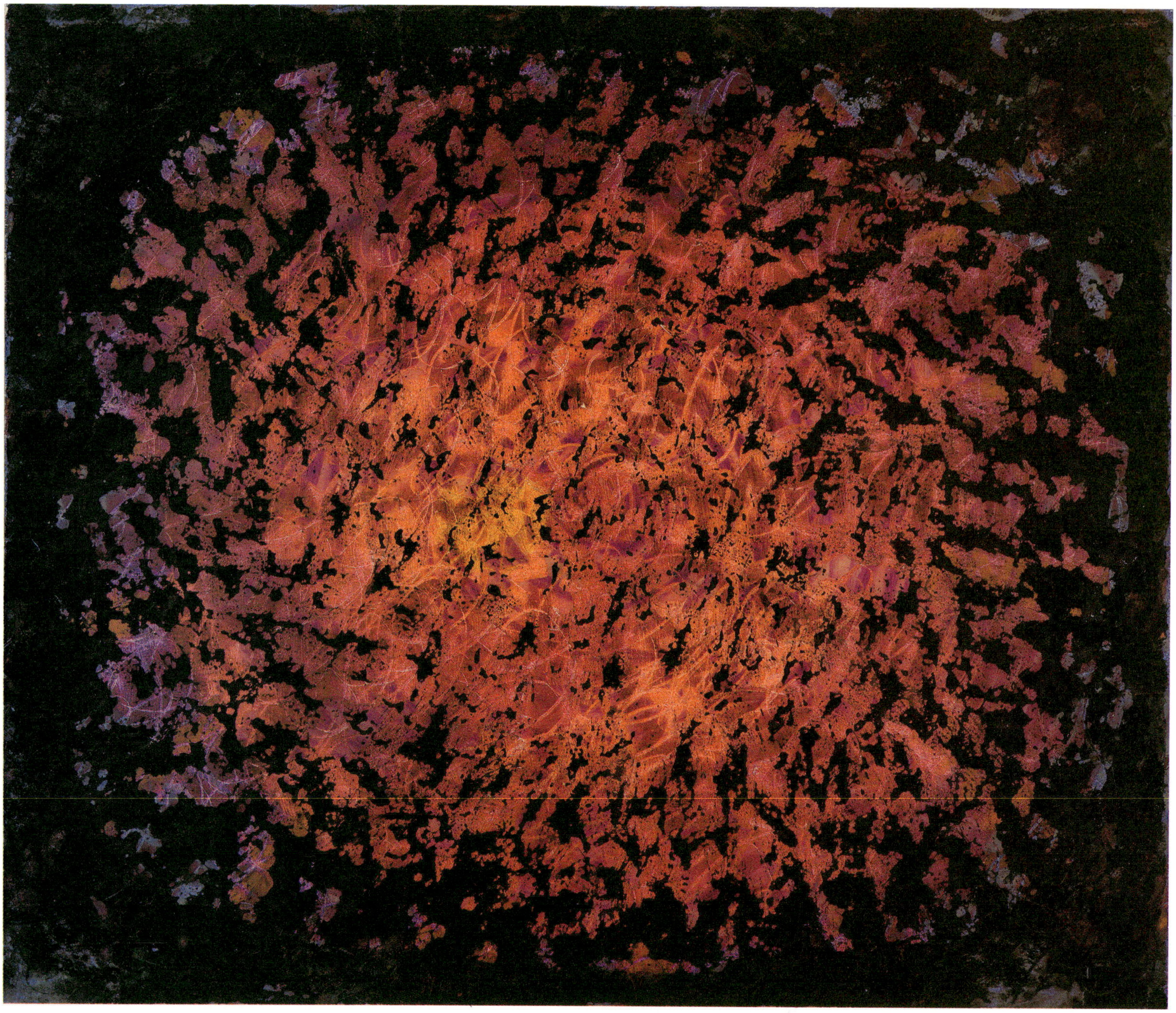

36 Geburt des Lichts

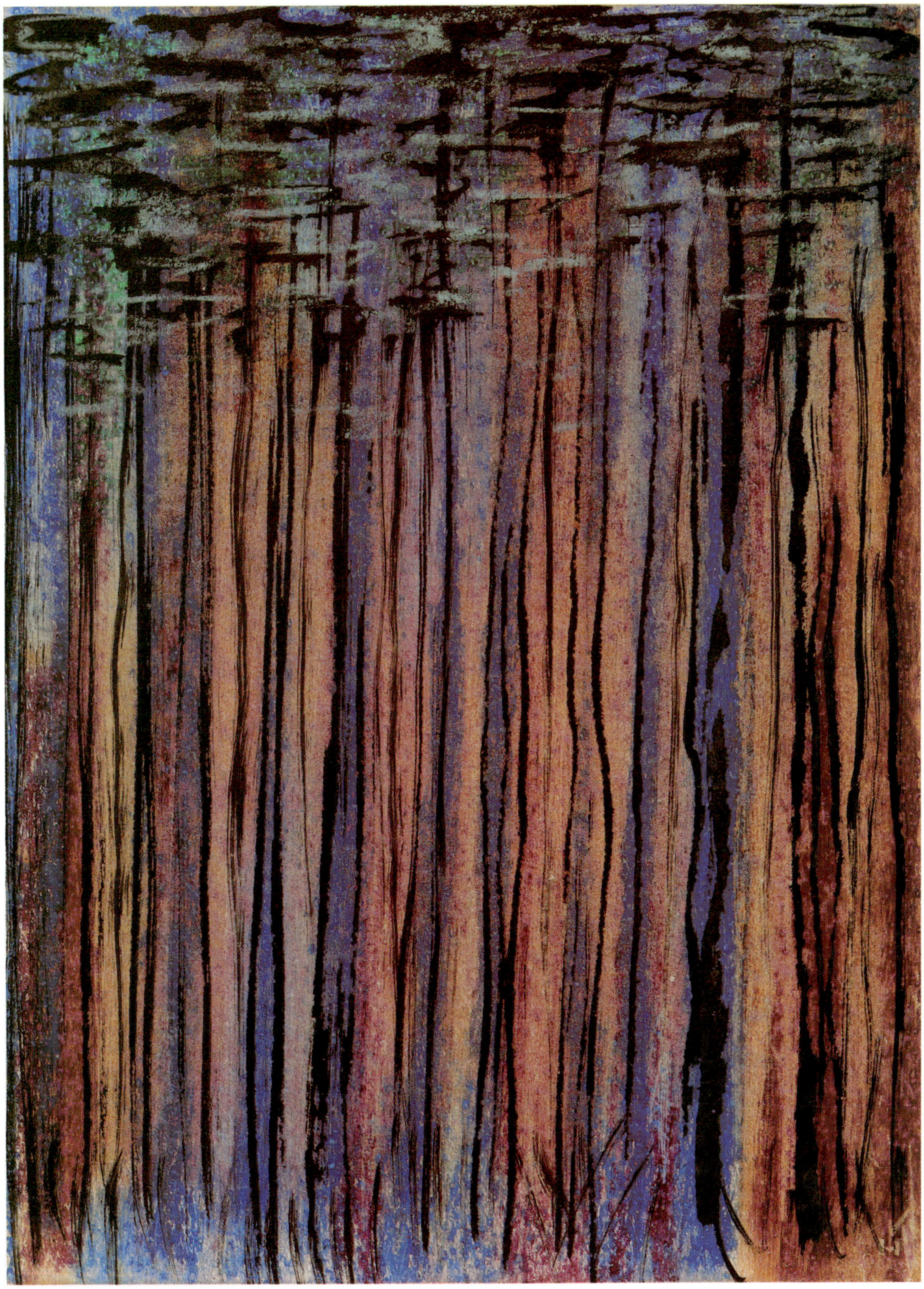

37 Hochwald

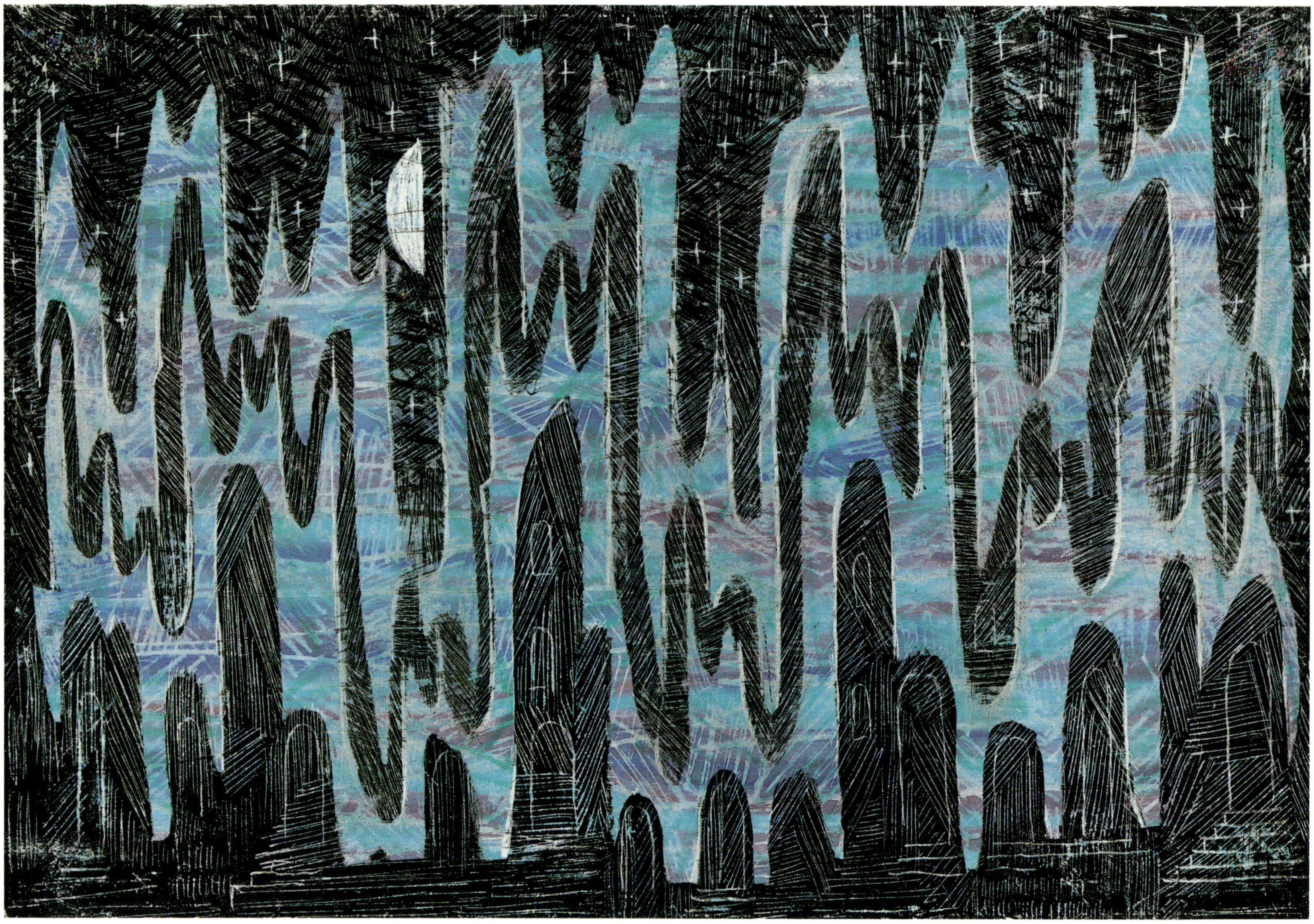

38 Nächtliche Arabeske

39 Baum im Gebirge

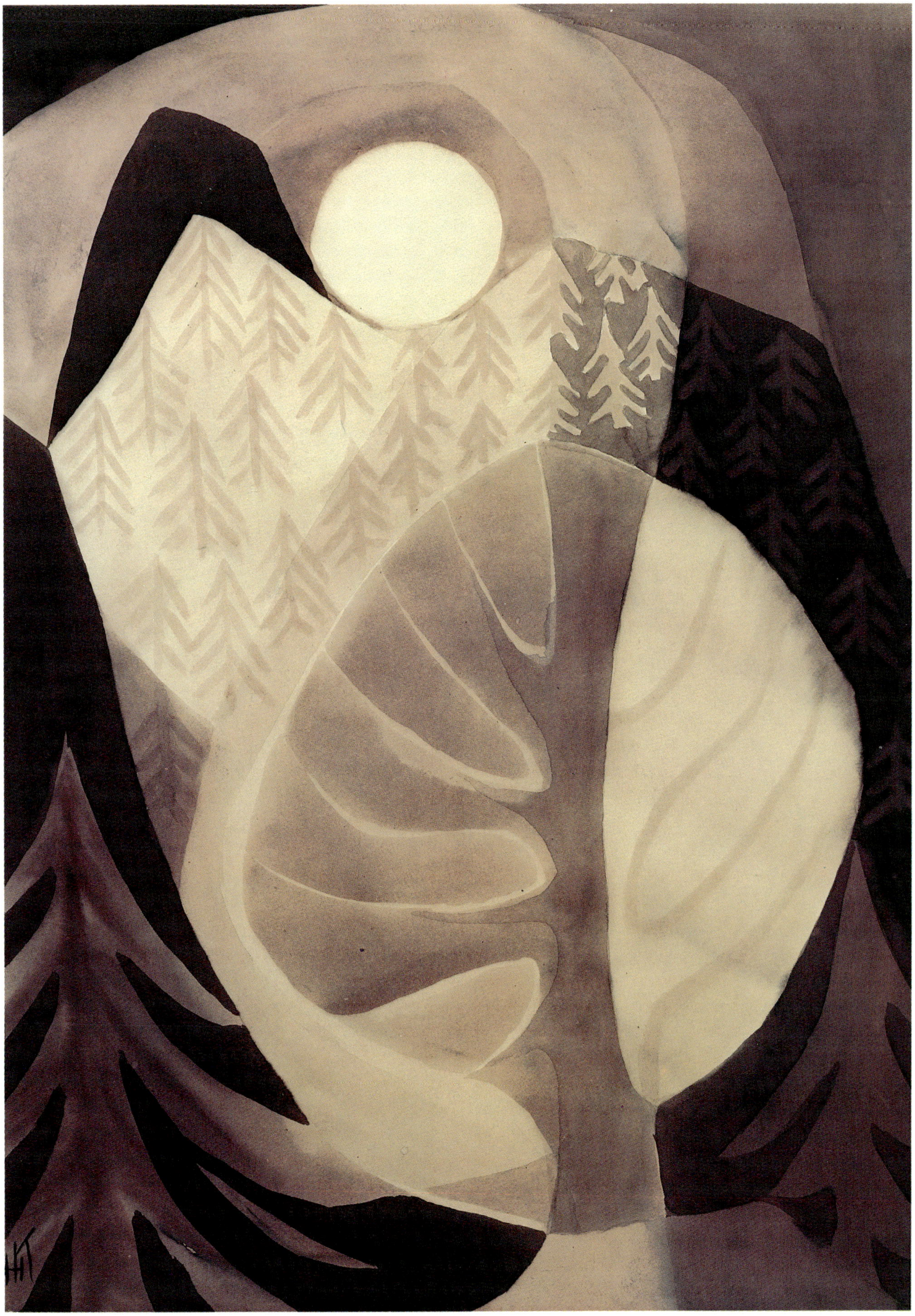

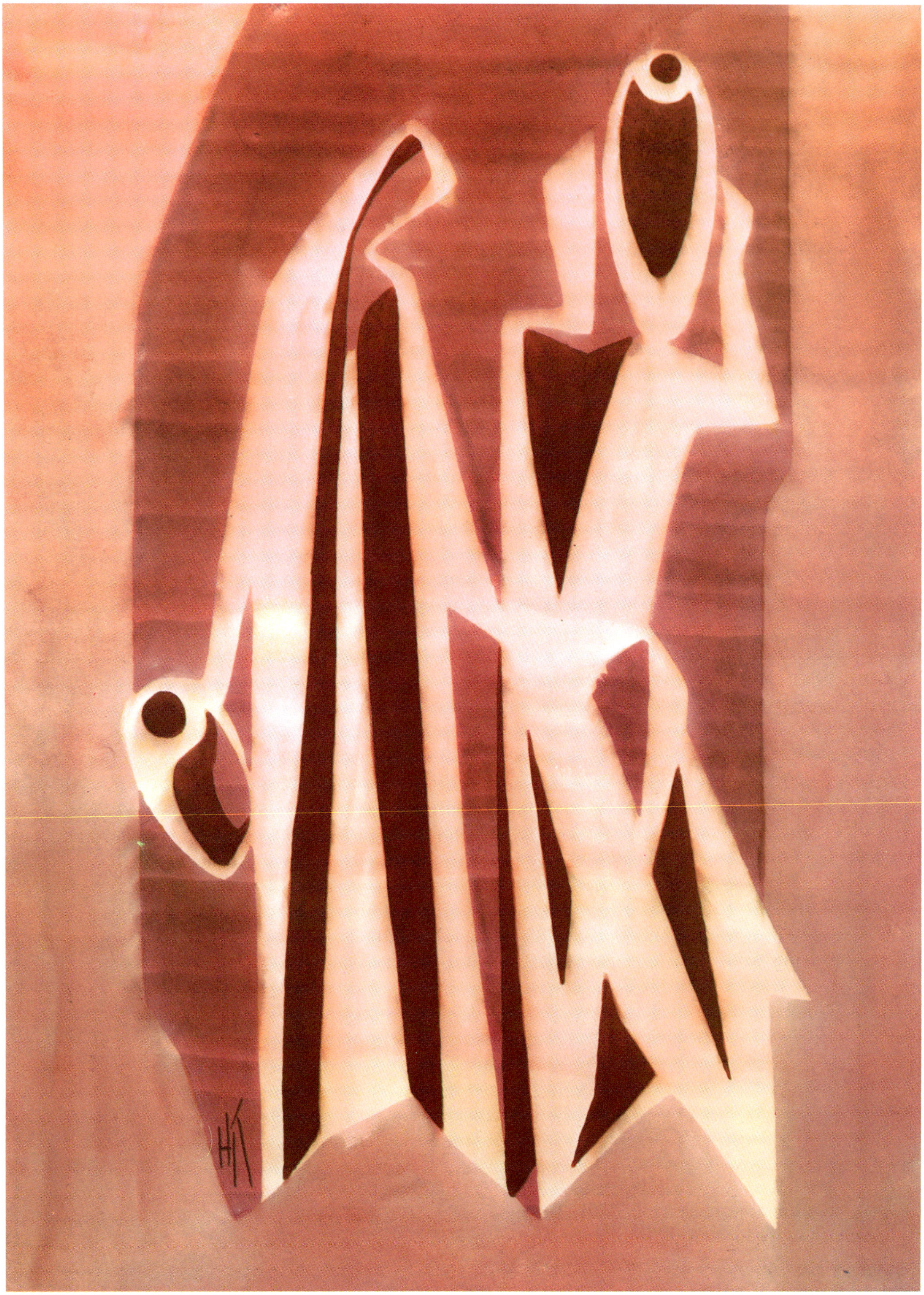

40 Zwei Frauen mit Krügen

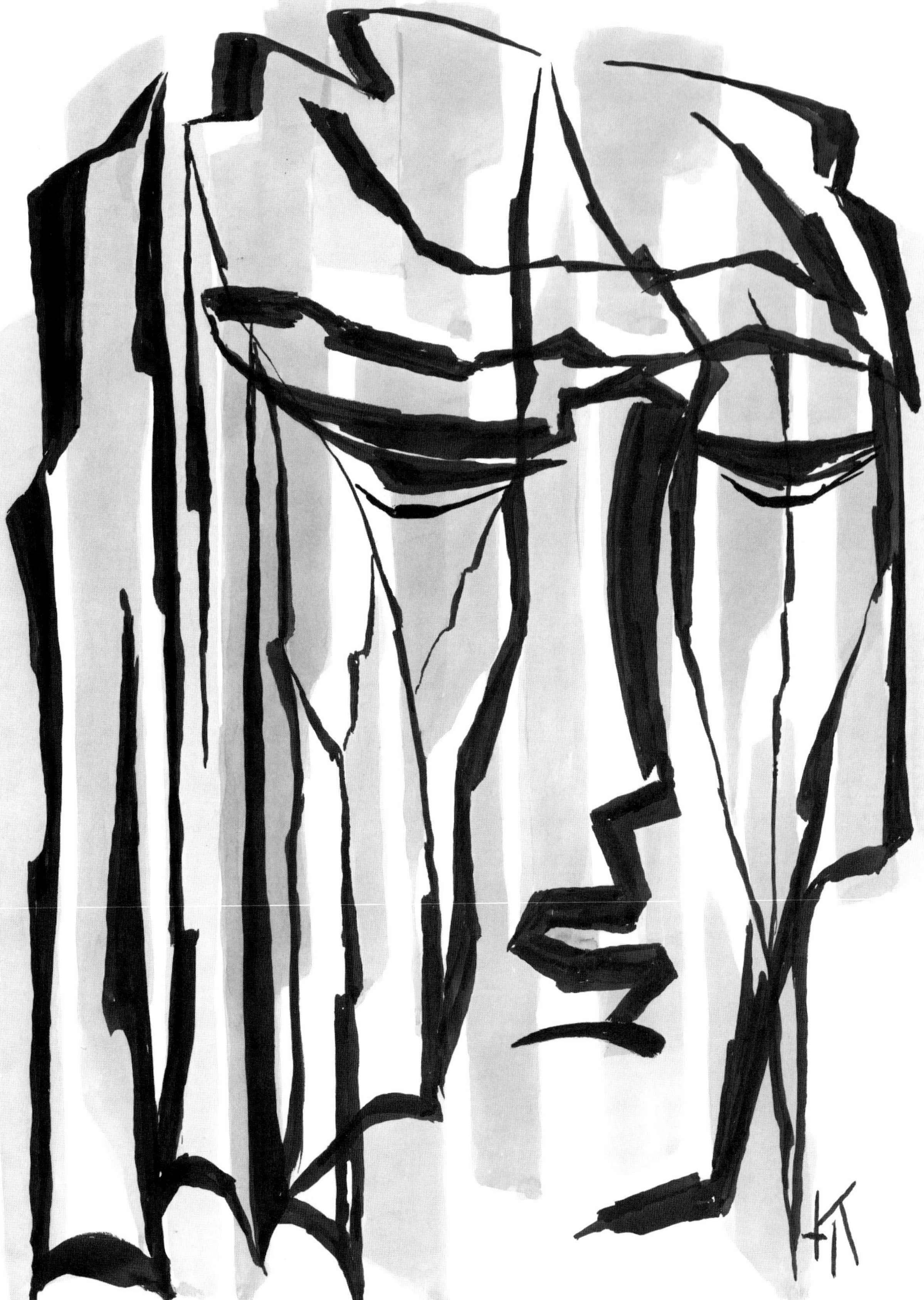

41 Kopf

42 Gespräch

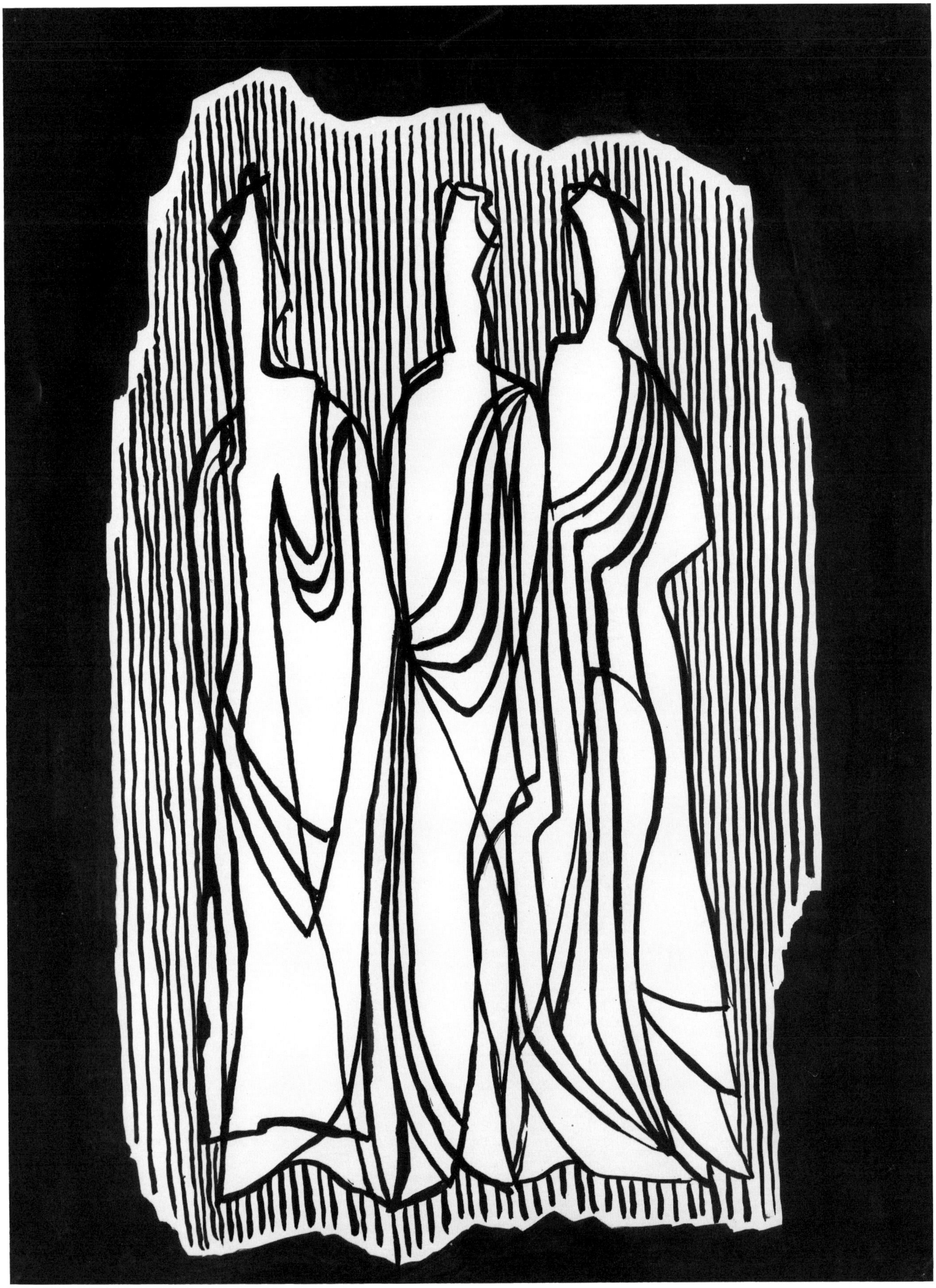

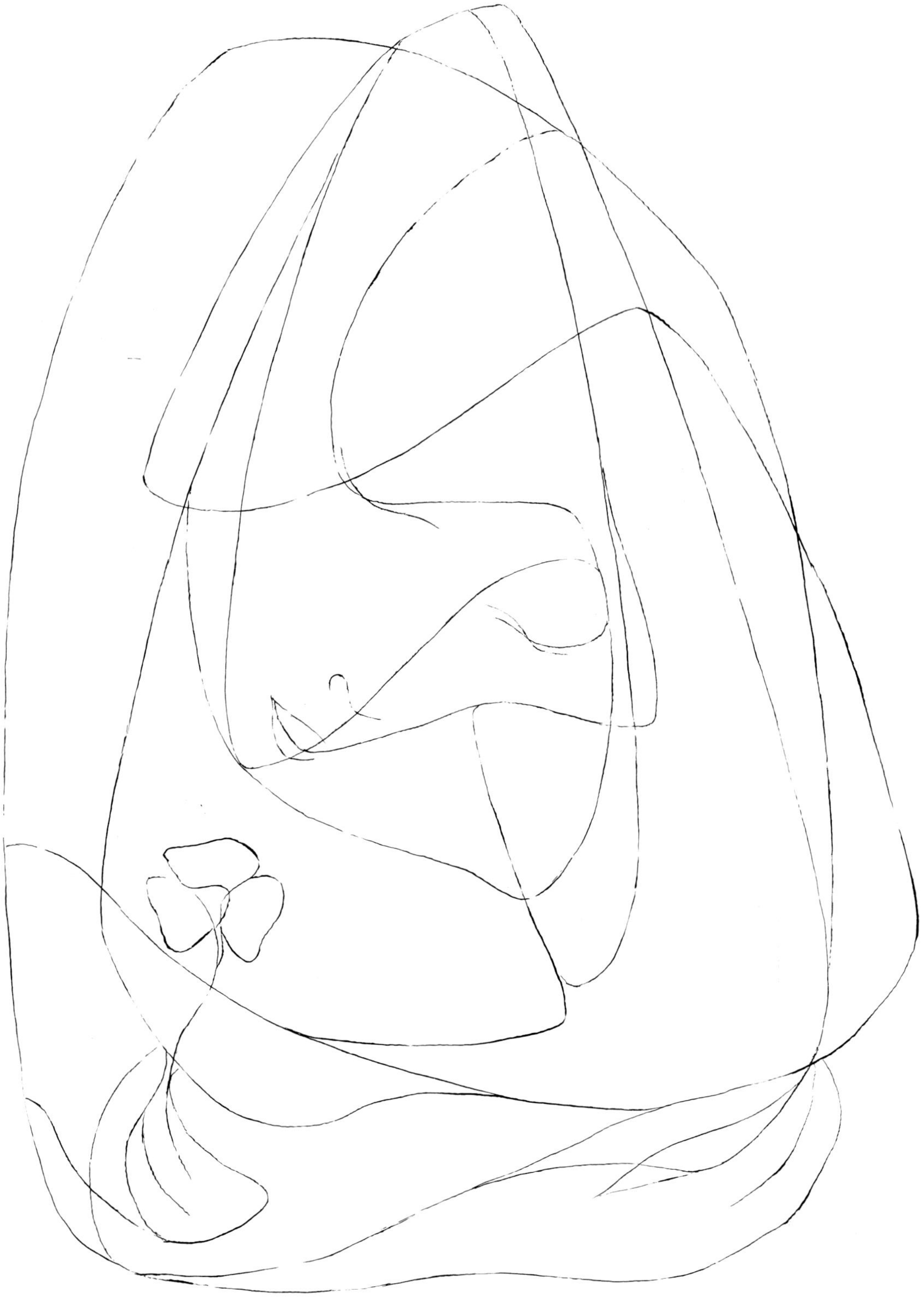

43 Mädchen mit Blume

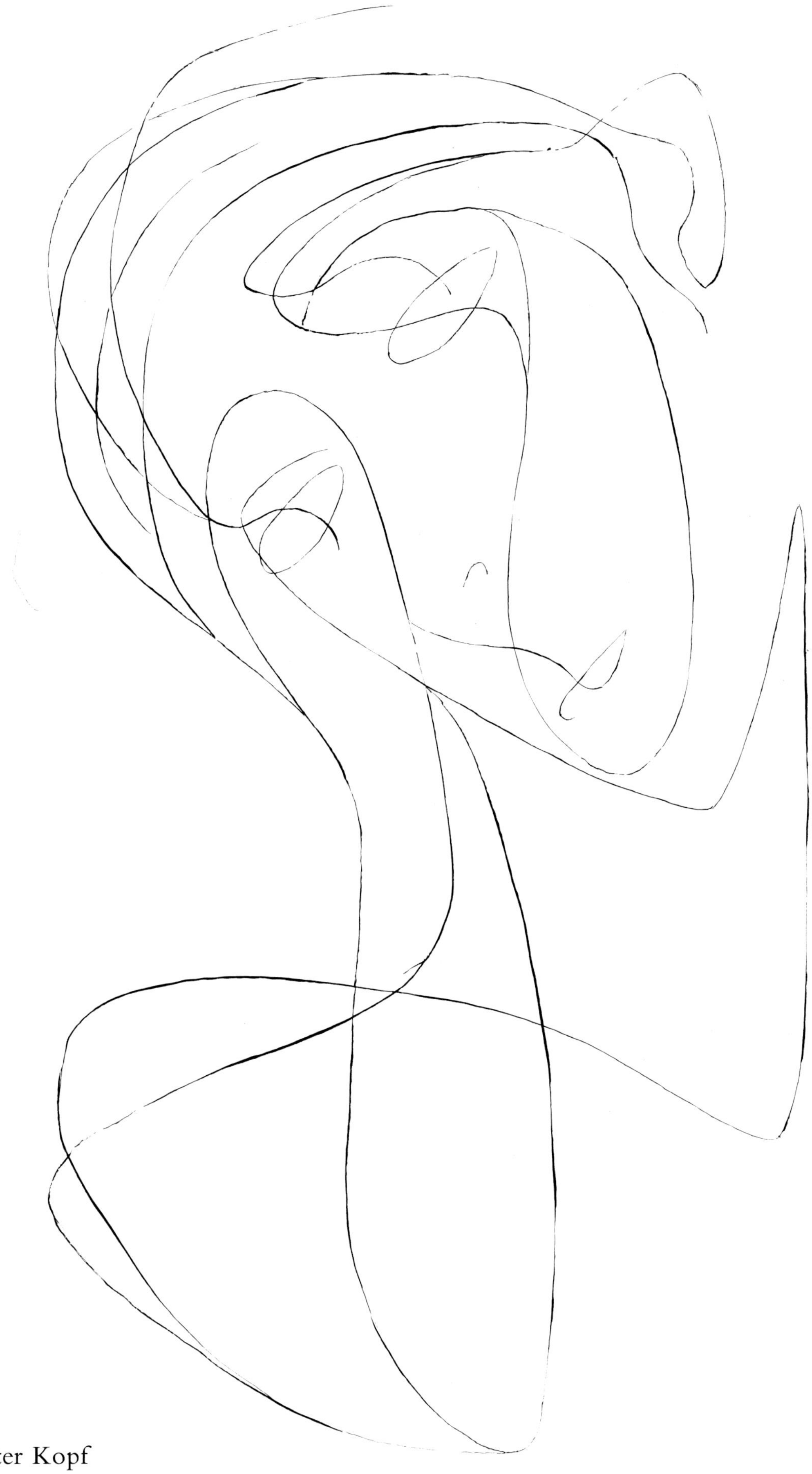

44 In Hand gestützter Kopf

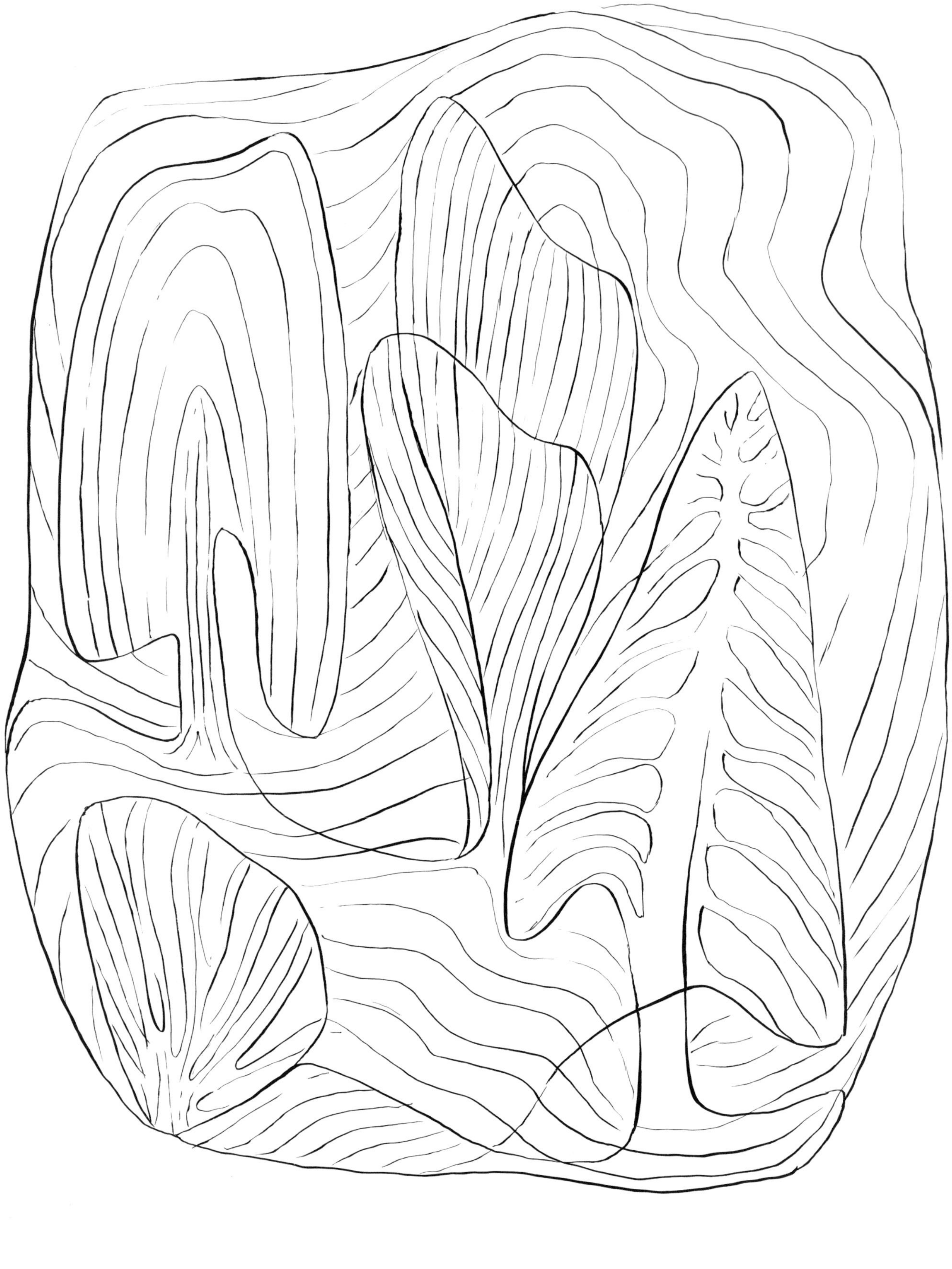

45 Wald

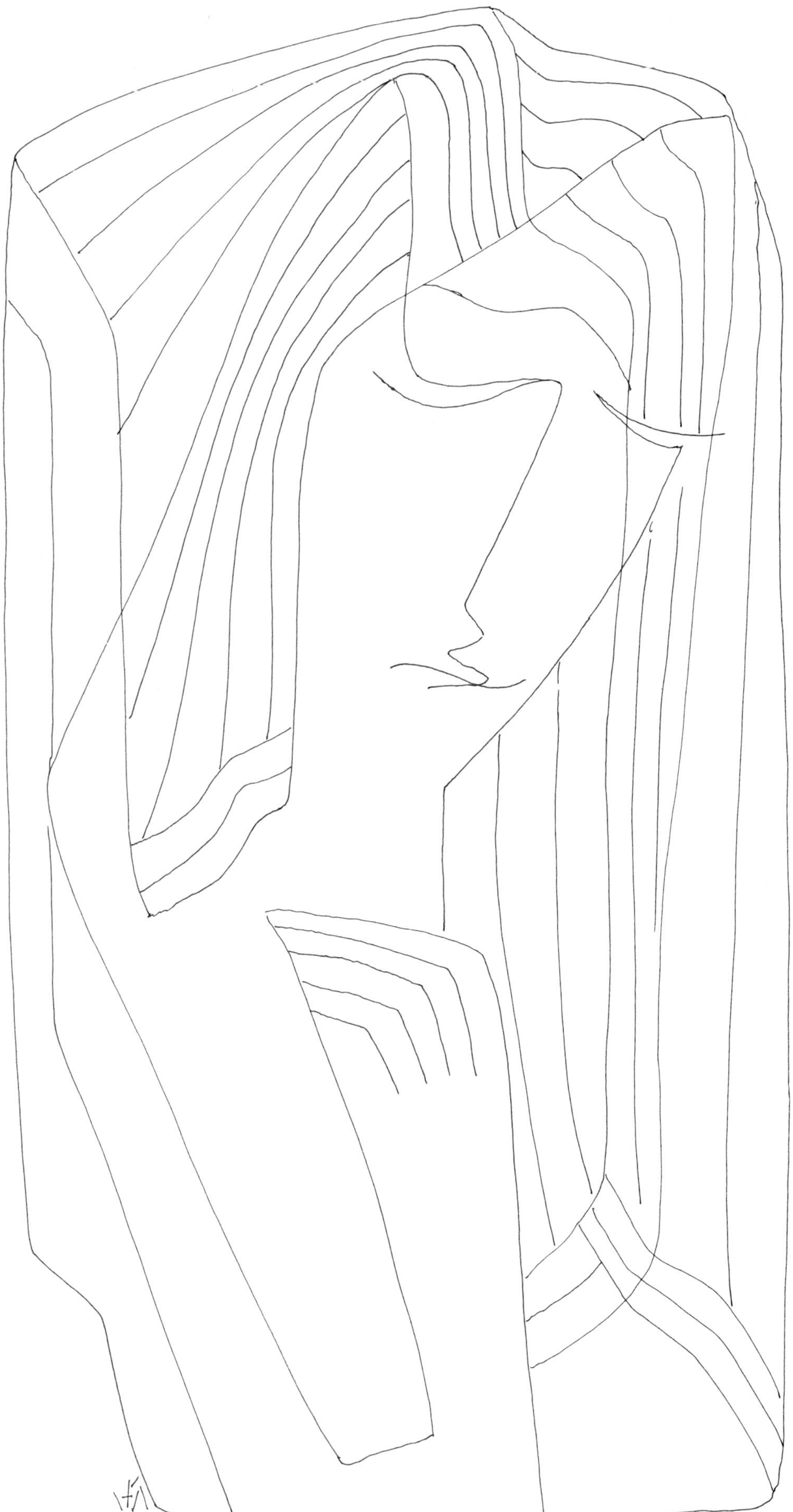

46 Kopf einer Dame

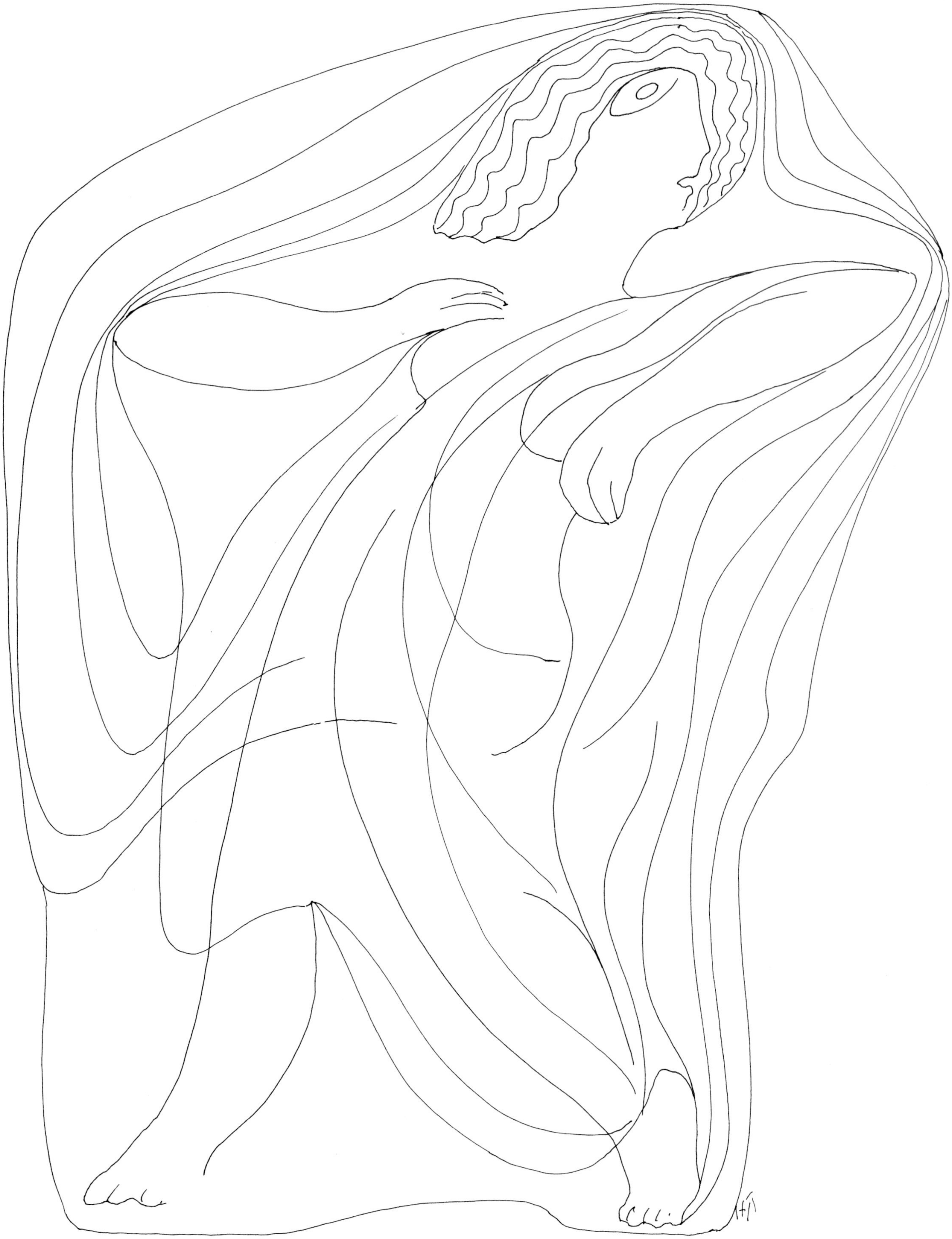

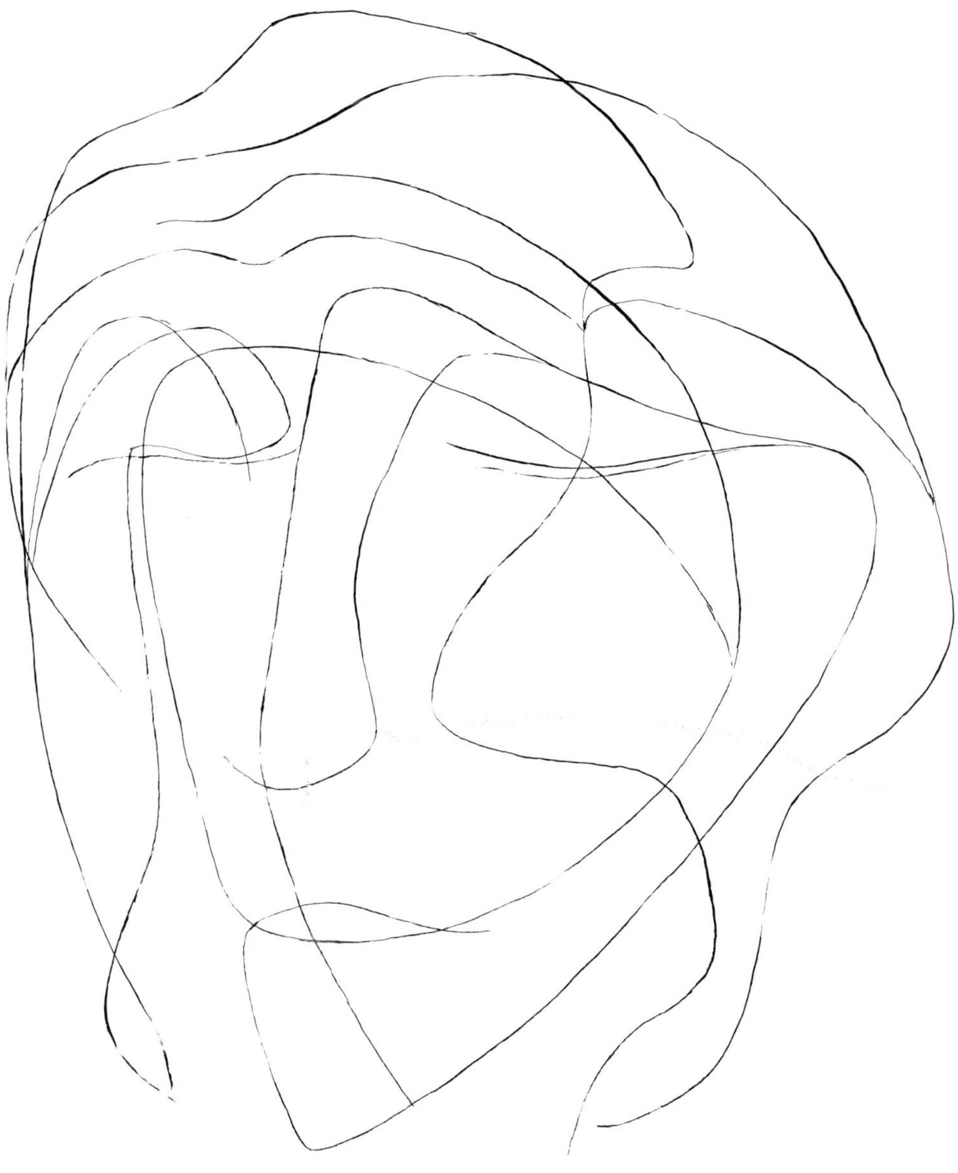

47 Tanzende

48 Kopf

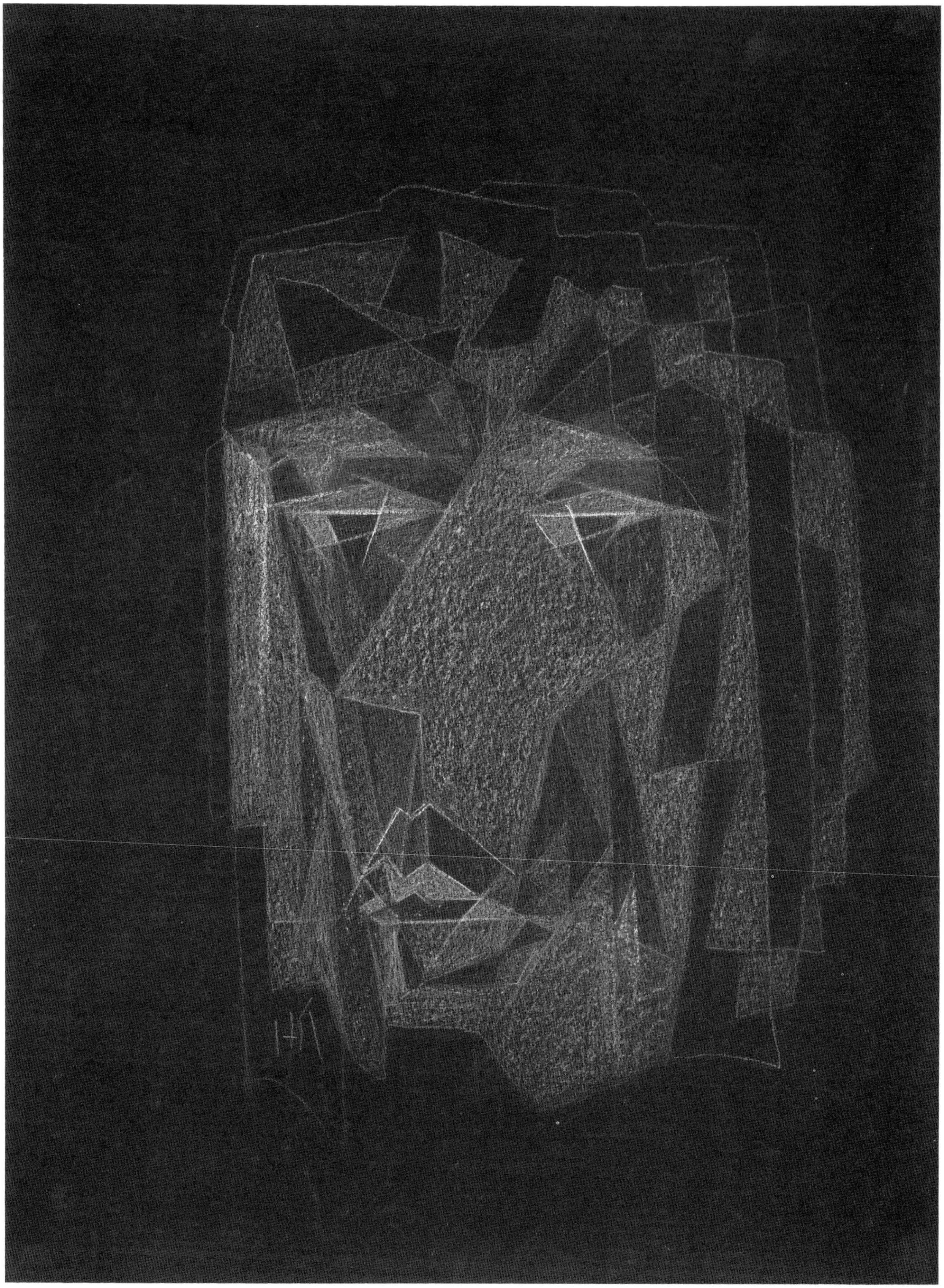

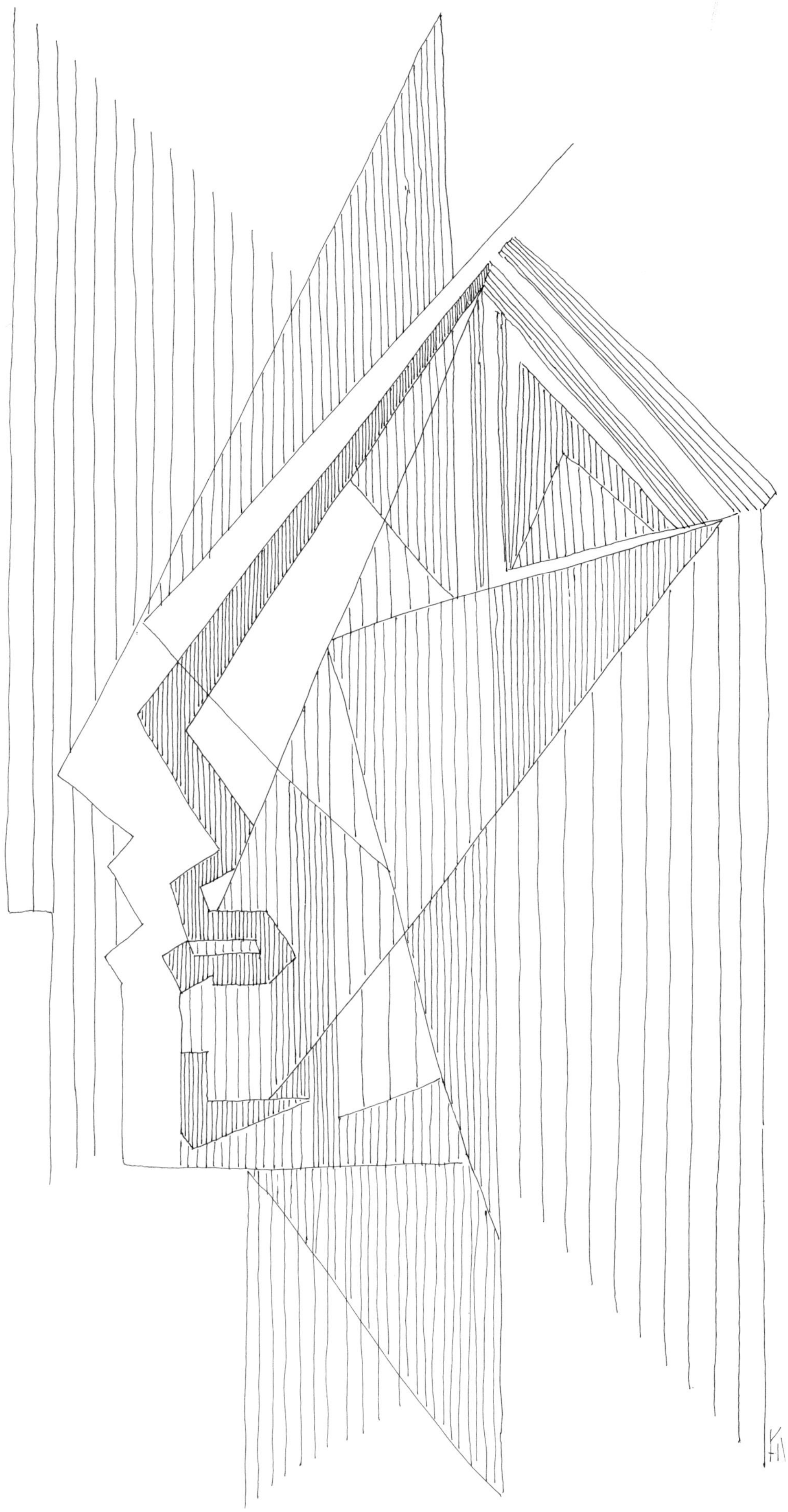

49 Dürrenmatt: Die alte Dame

50 Geometrisches Profil

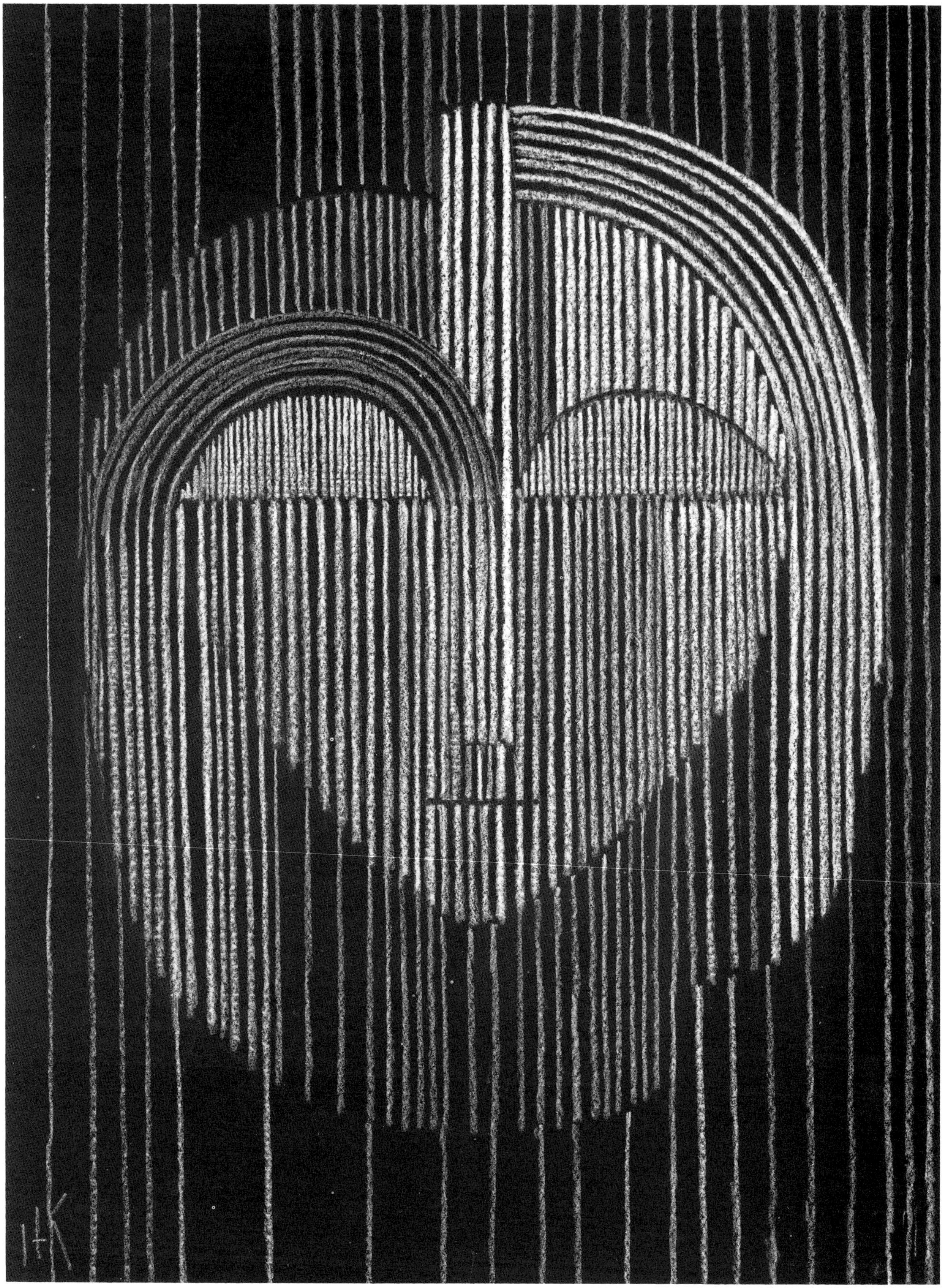

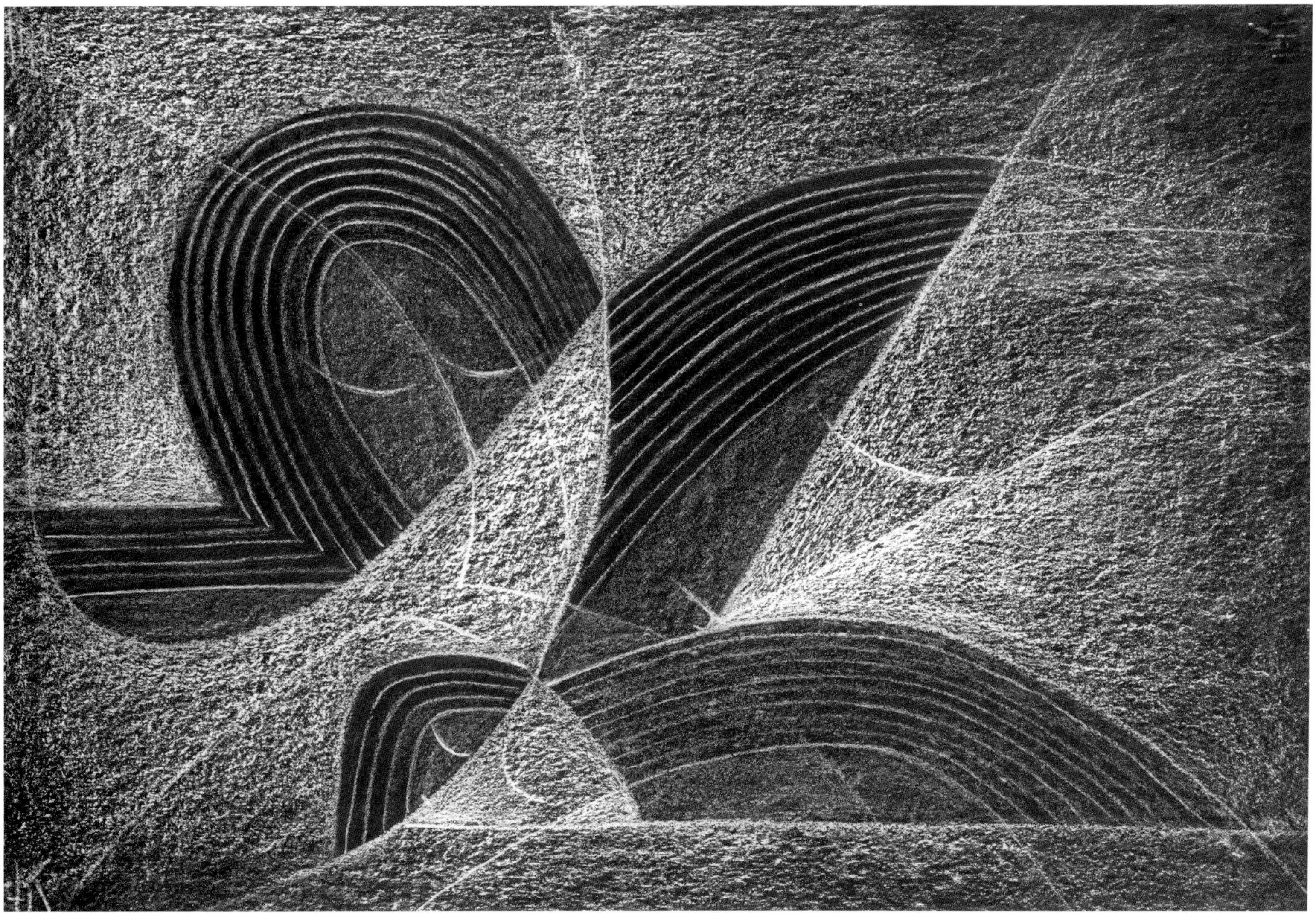

52 Begegnung

51 Kopf aus Senkrechten

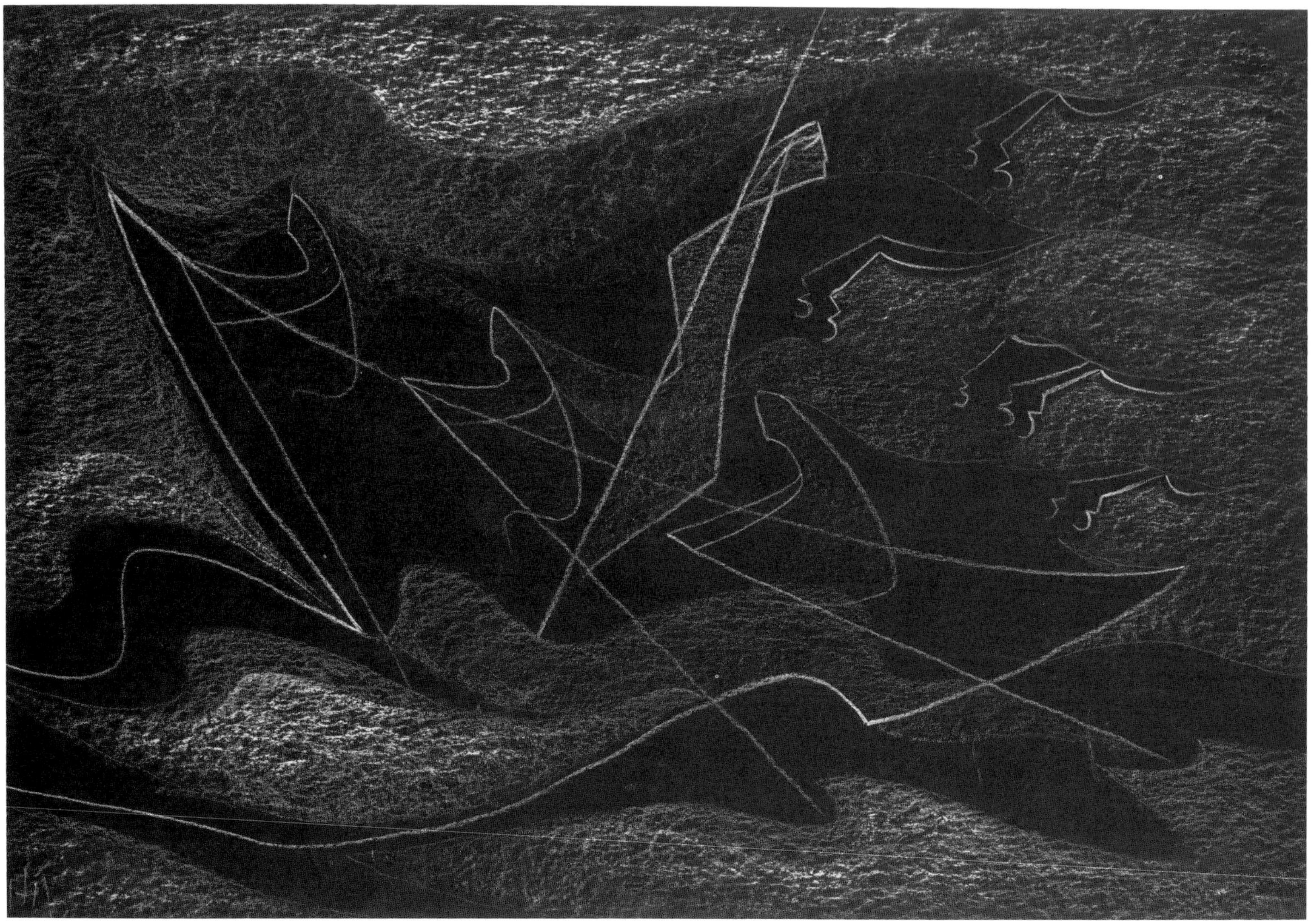

53 Odysseus und die Sirenen

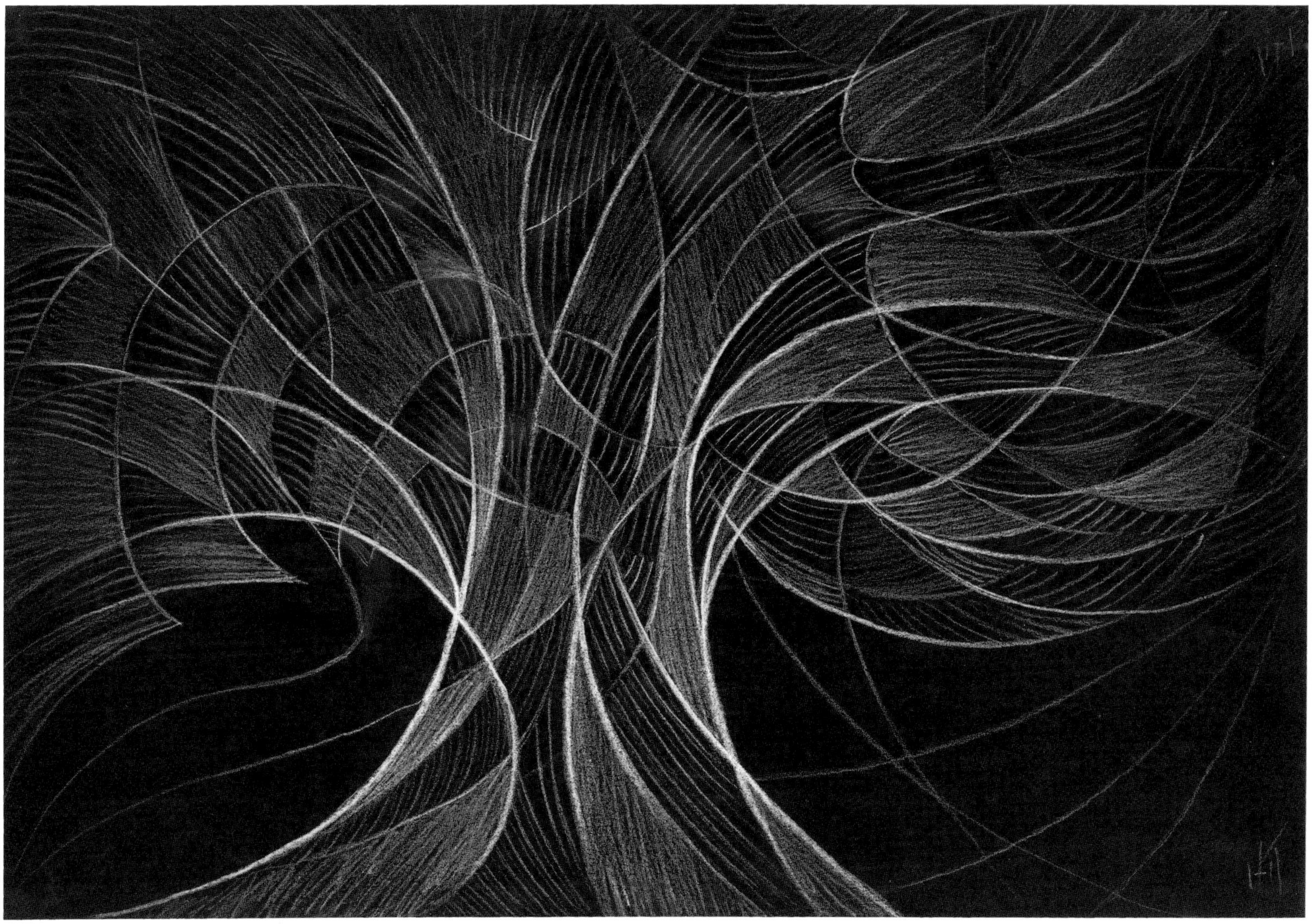

54 Baum

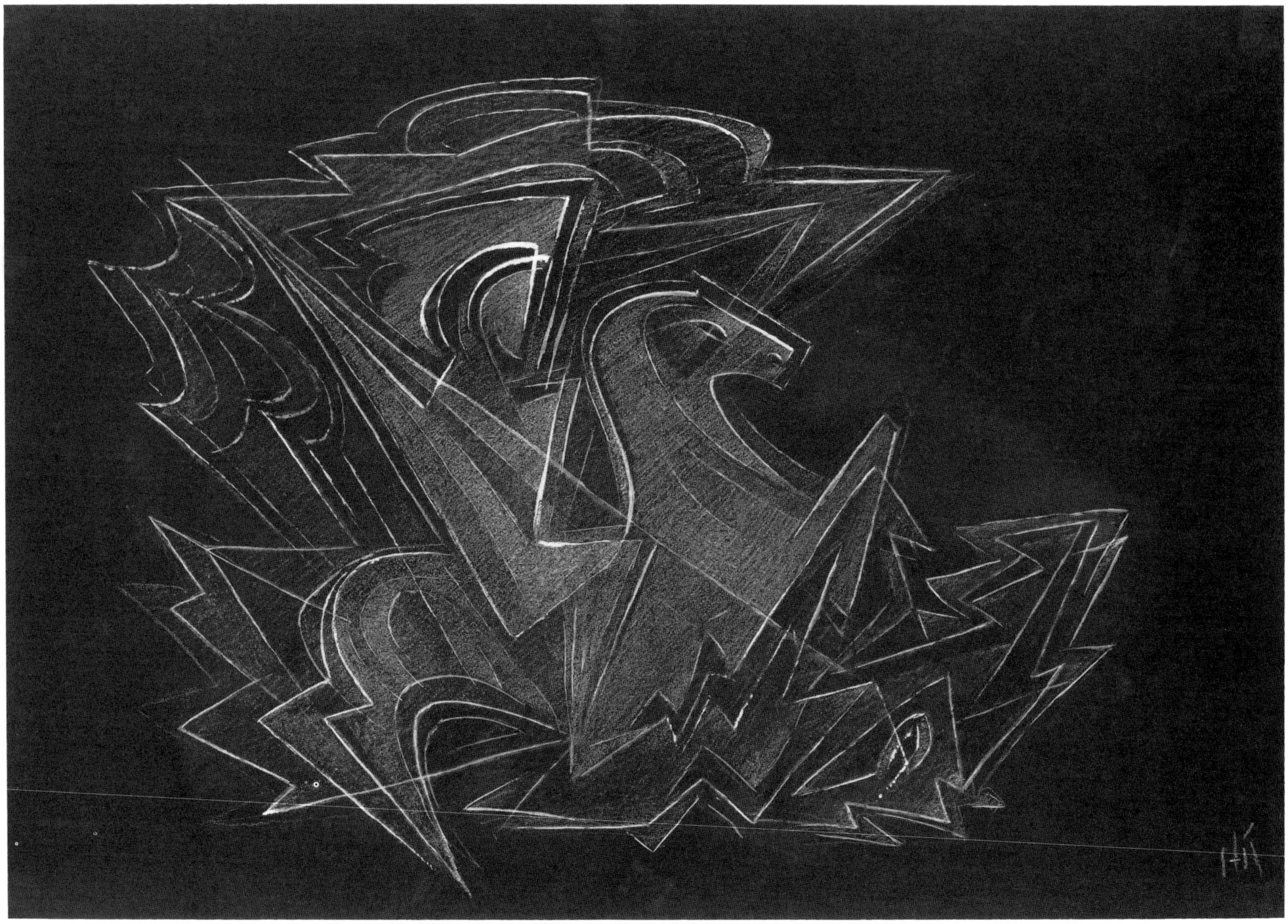

55 Ritter Georg

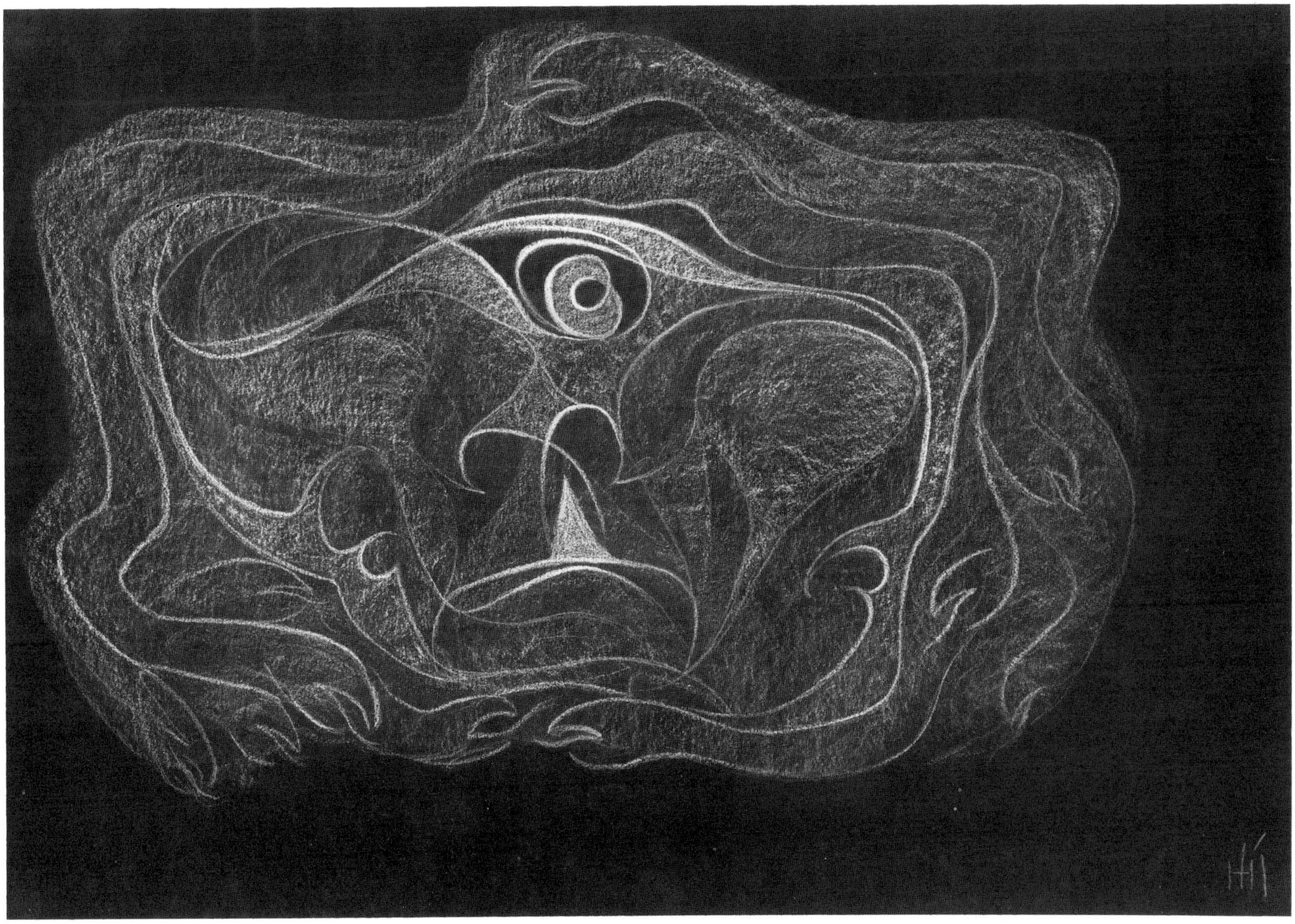

56 Die Phorkiastöchter

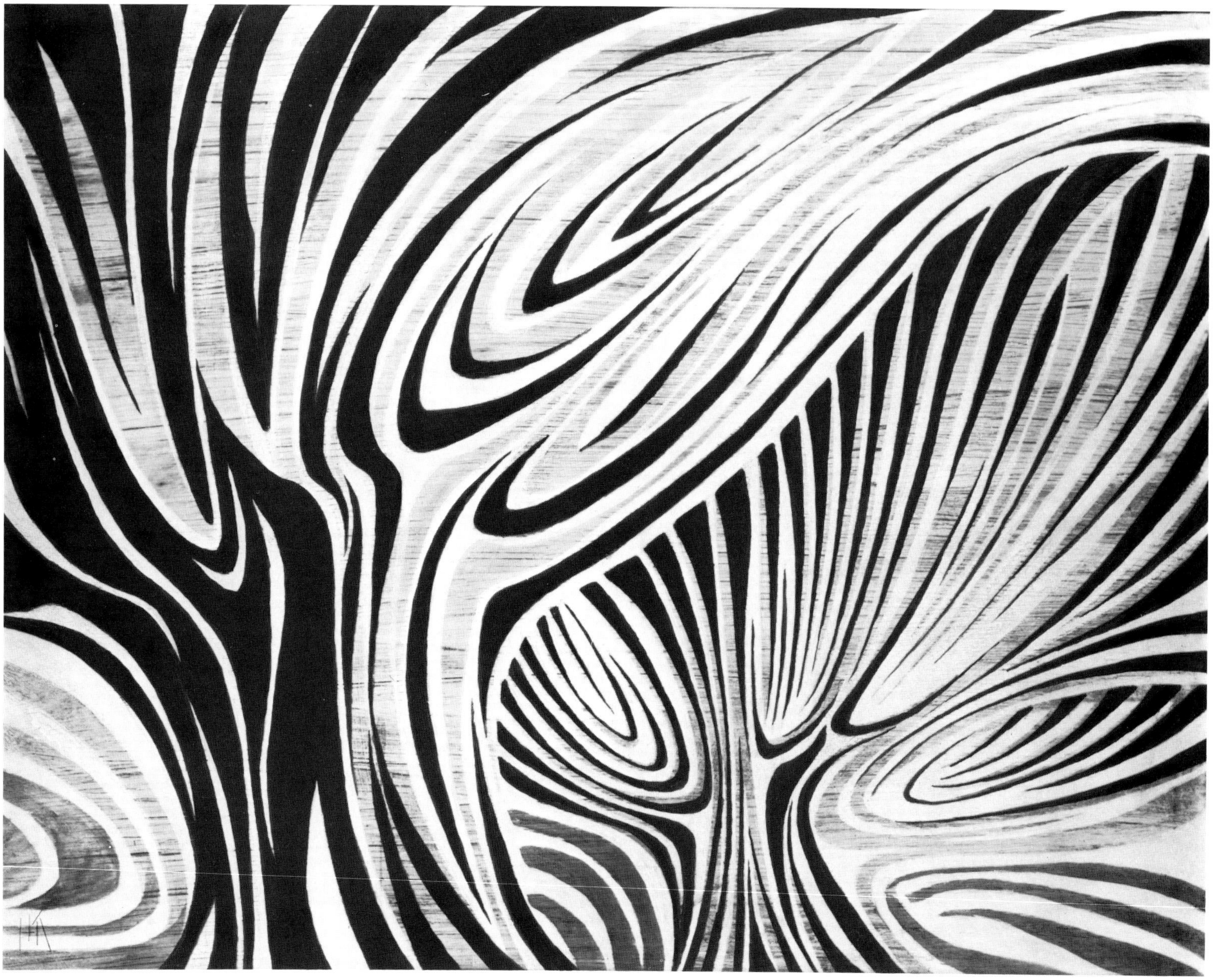

57 Bäume

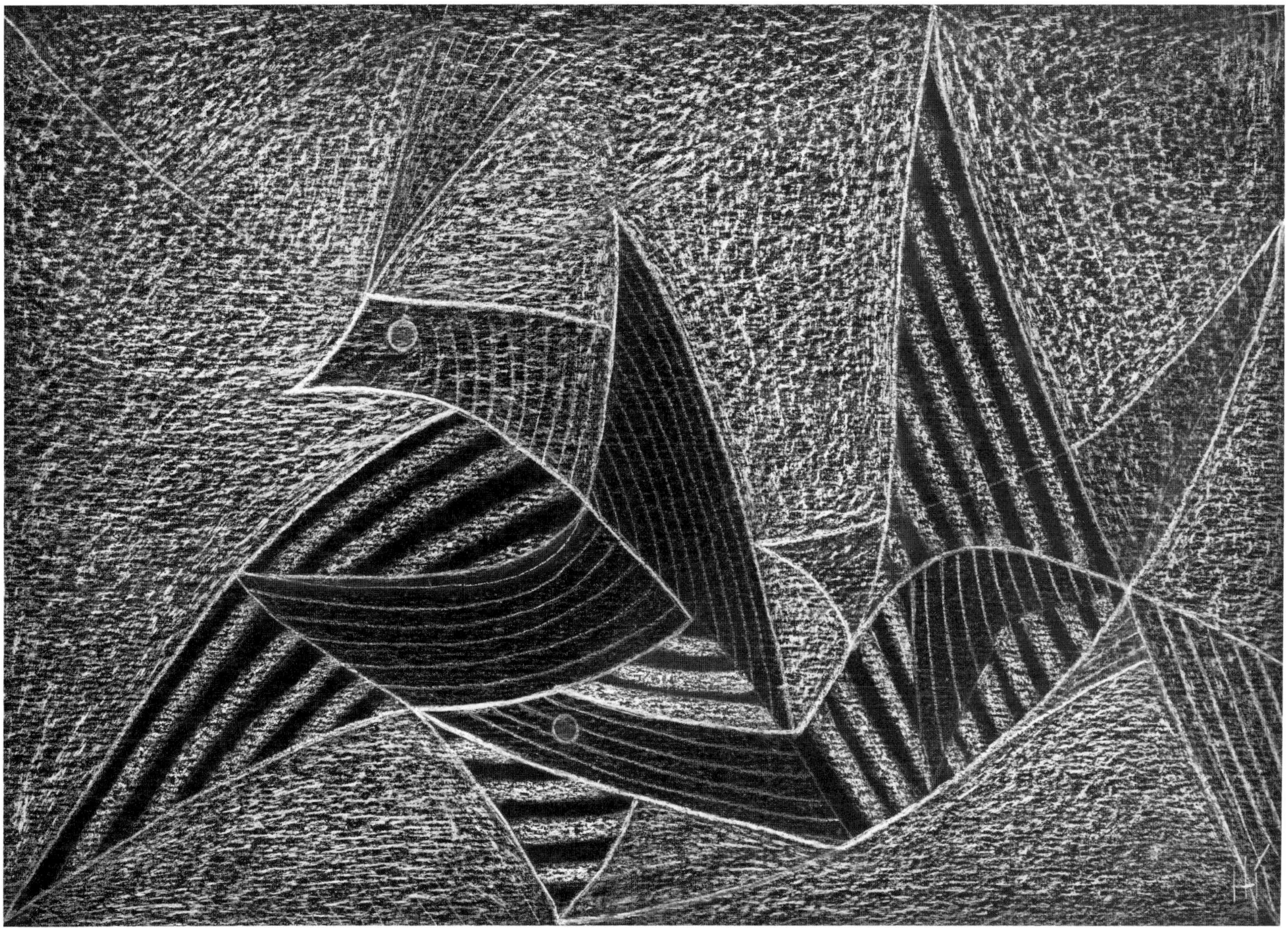

58 Fasane

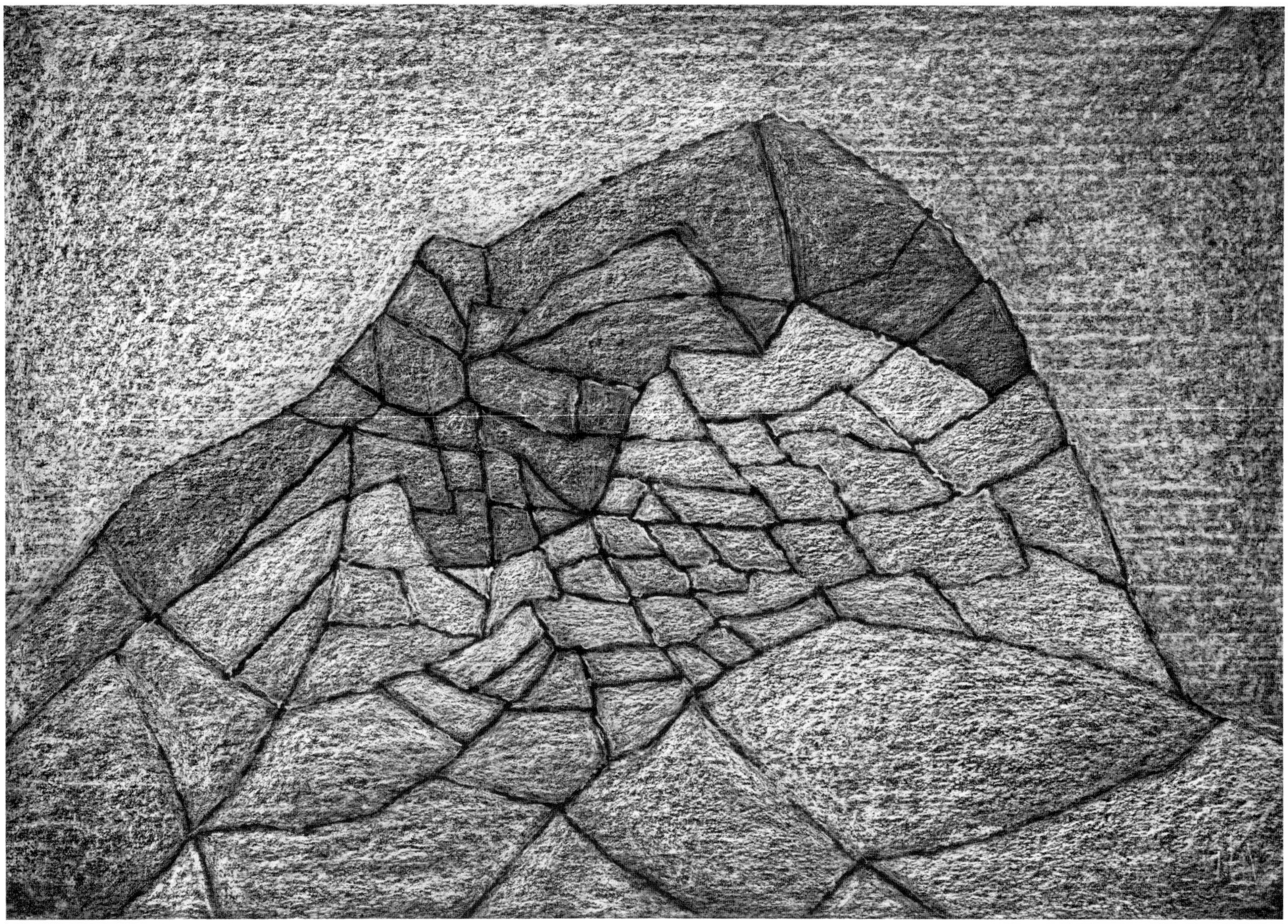

59 Granitberg

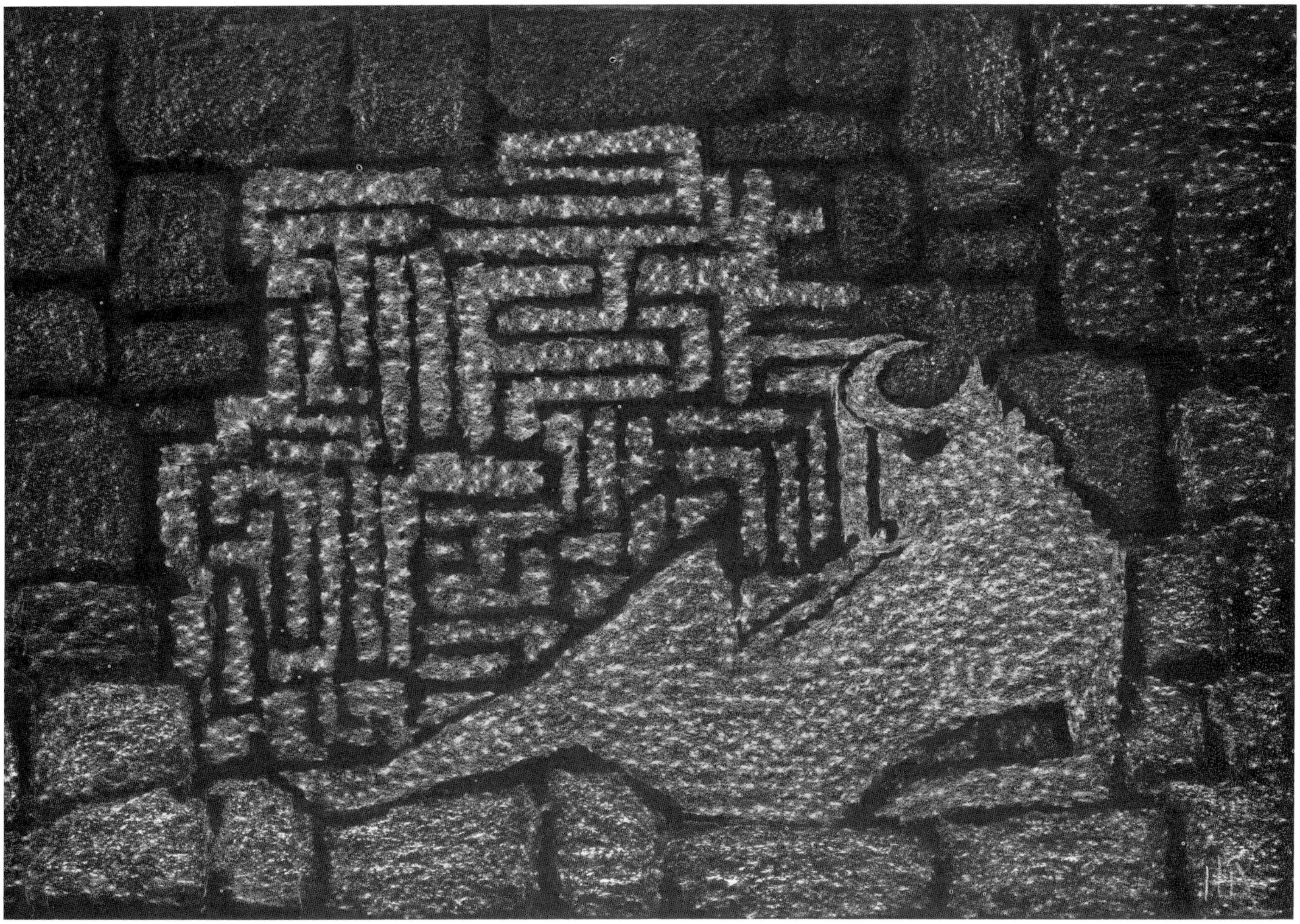

60 Minotaurus

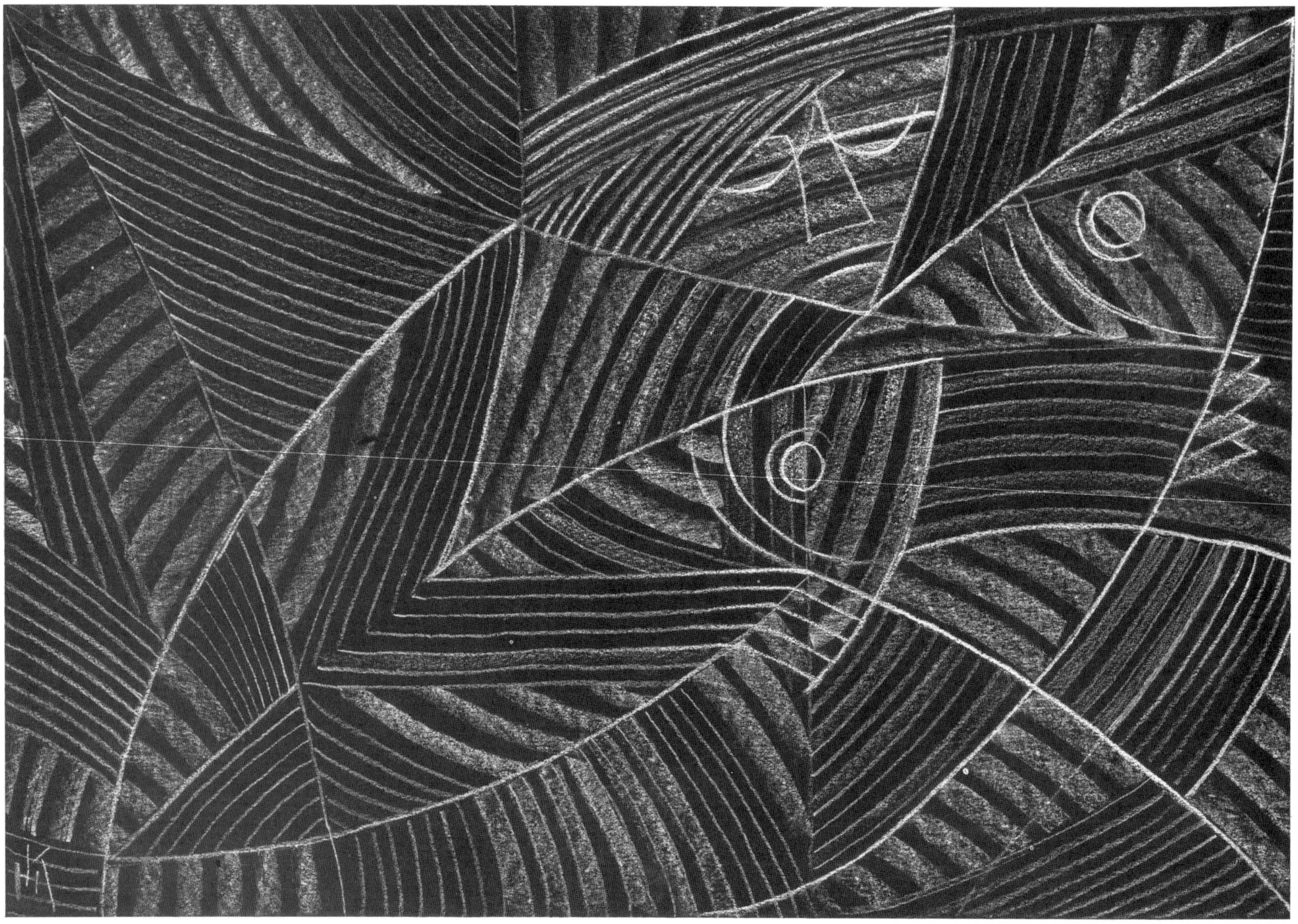

61 Fischer

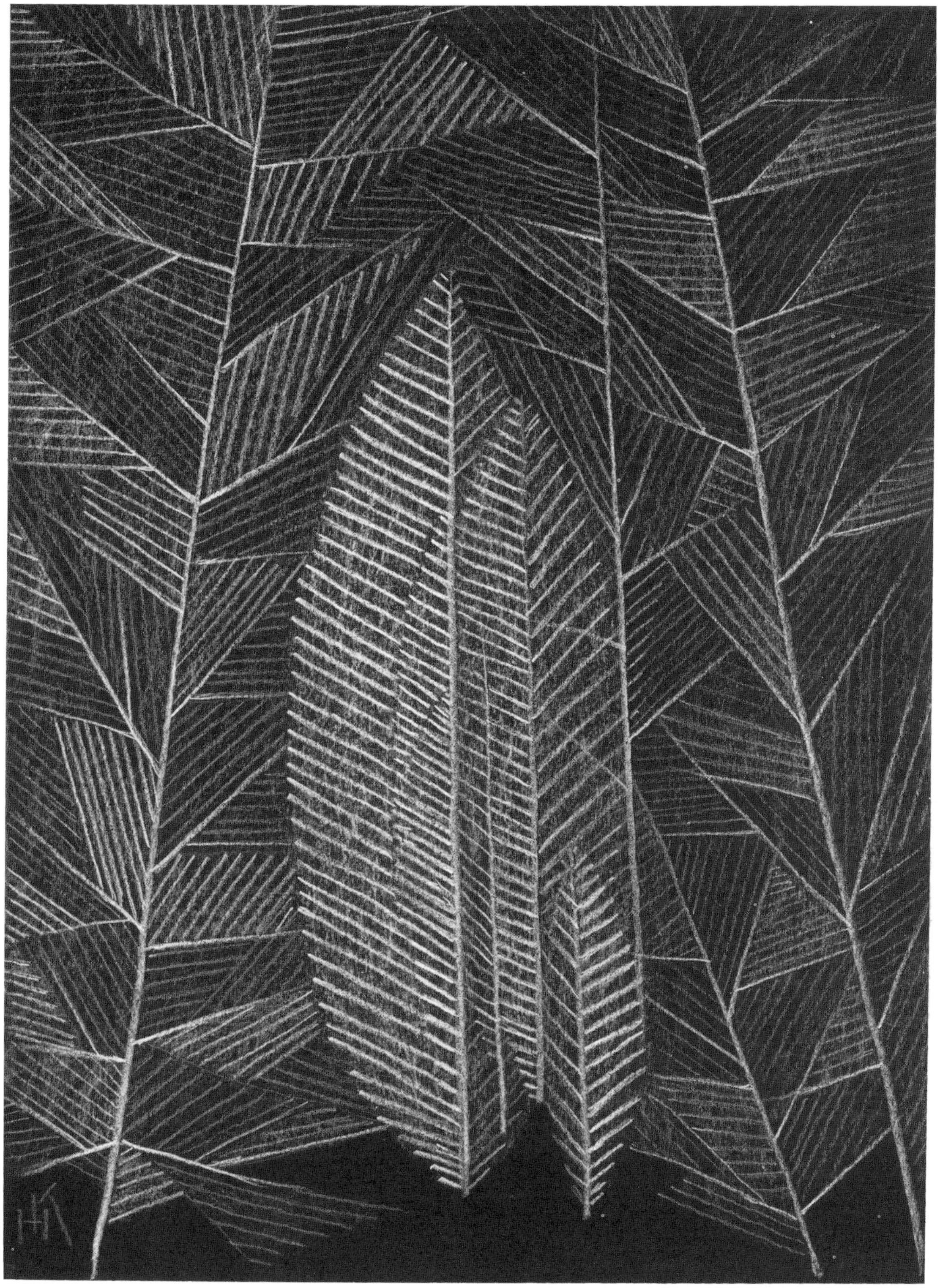

62 Blätter aus Schrägen

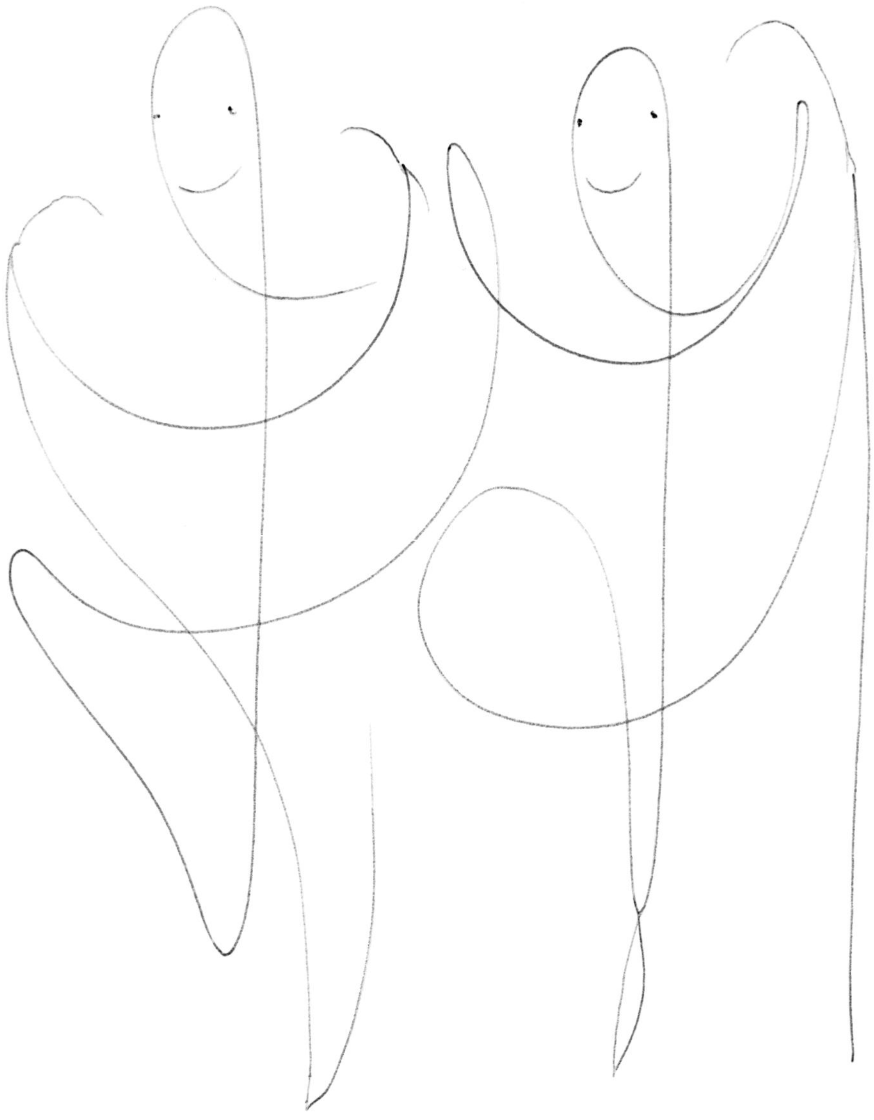

63 So leben wir und so weiter

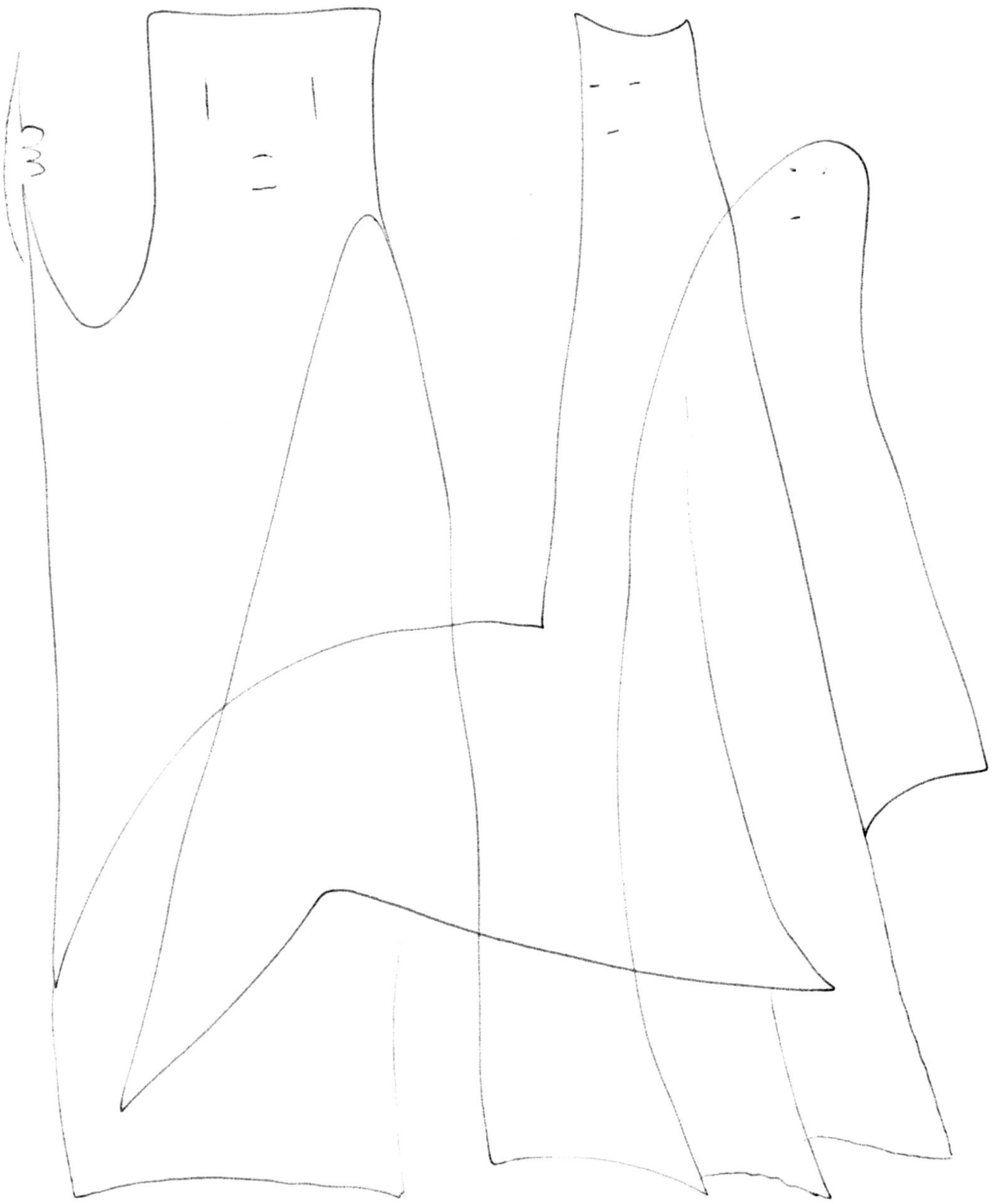

64 Der erhobene Zeigefinger

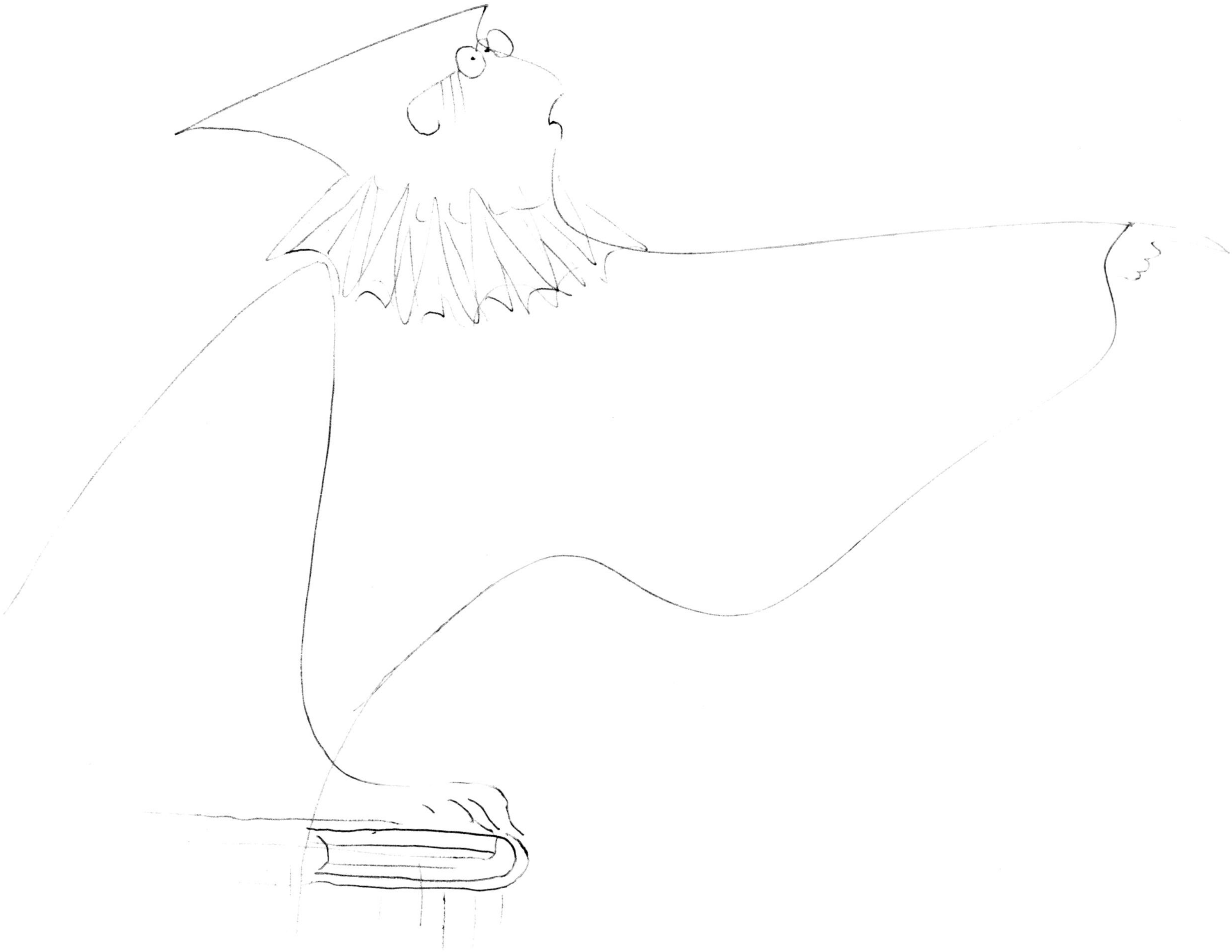

65 Macht des Talars

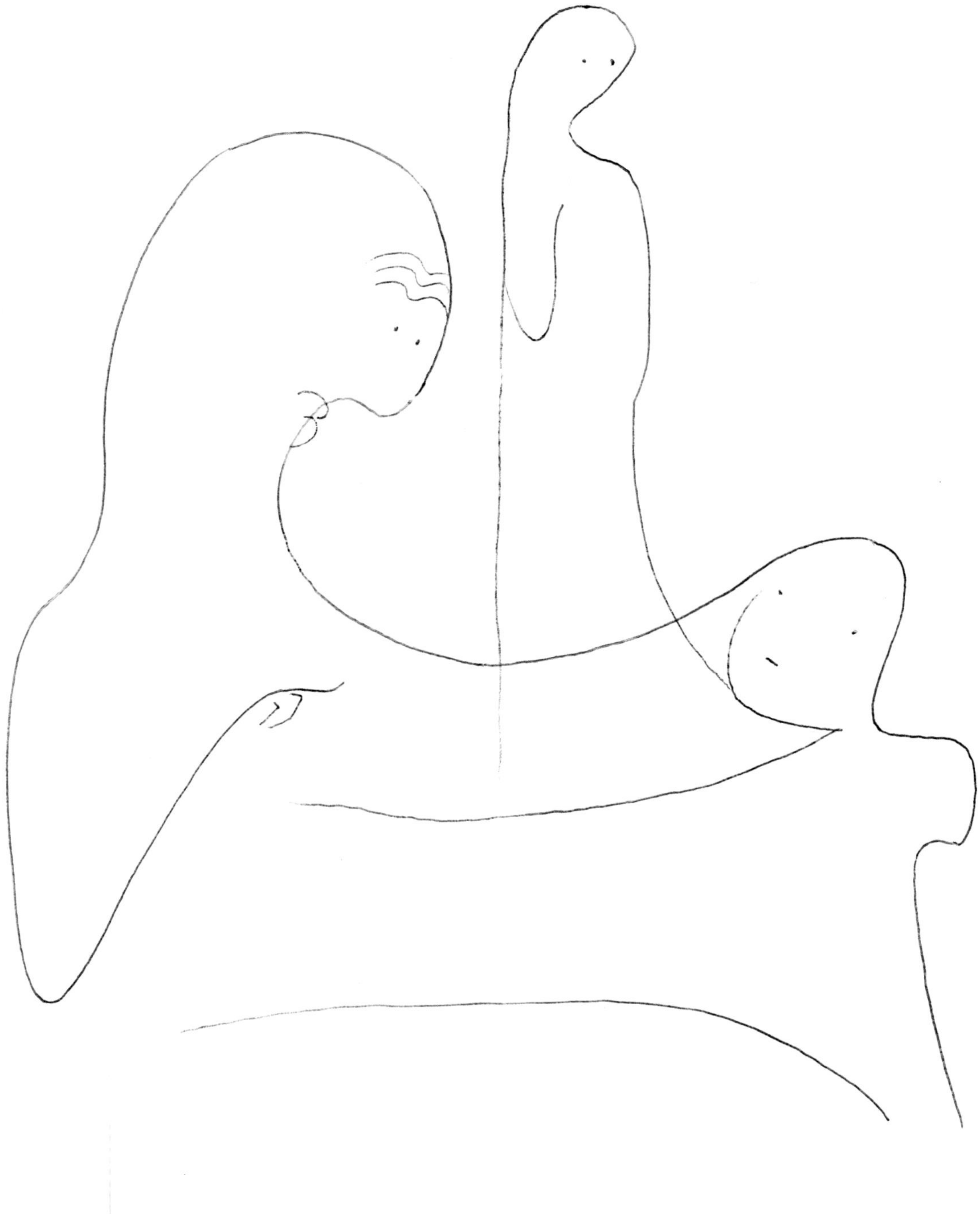

66 Diagnose

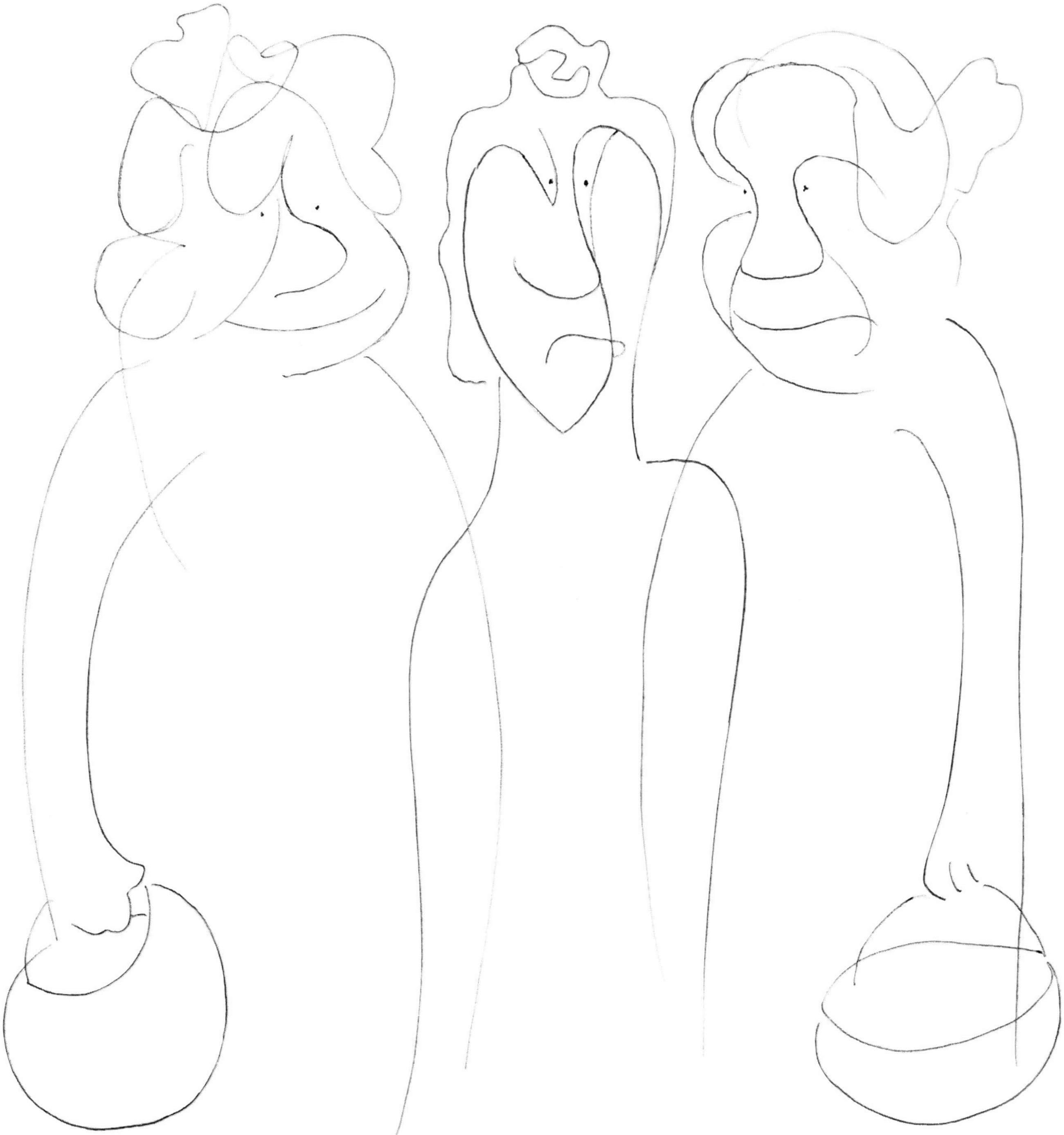

67 Nicht immer hat Morgenstund Gold im Mund

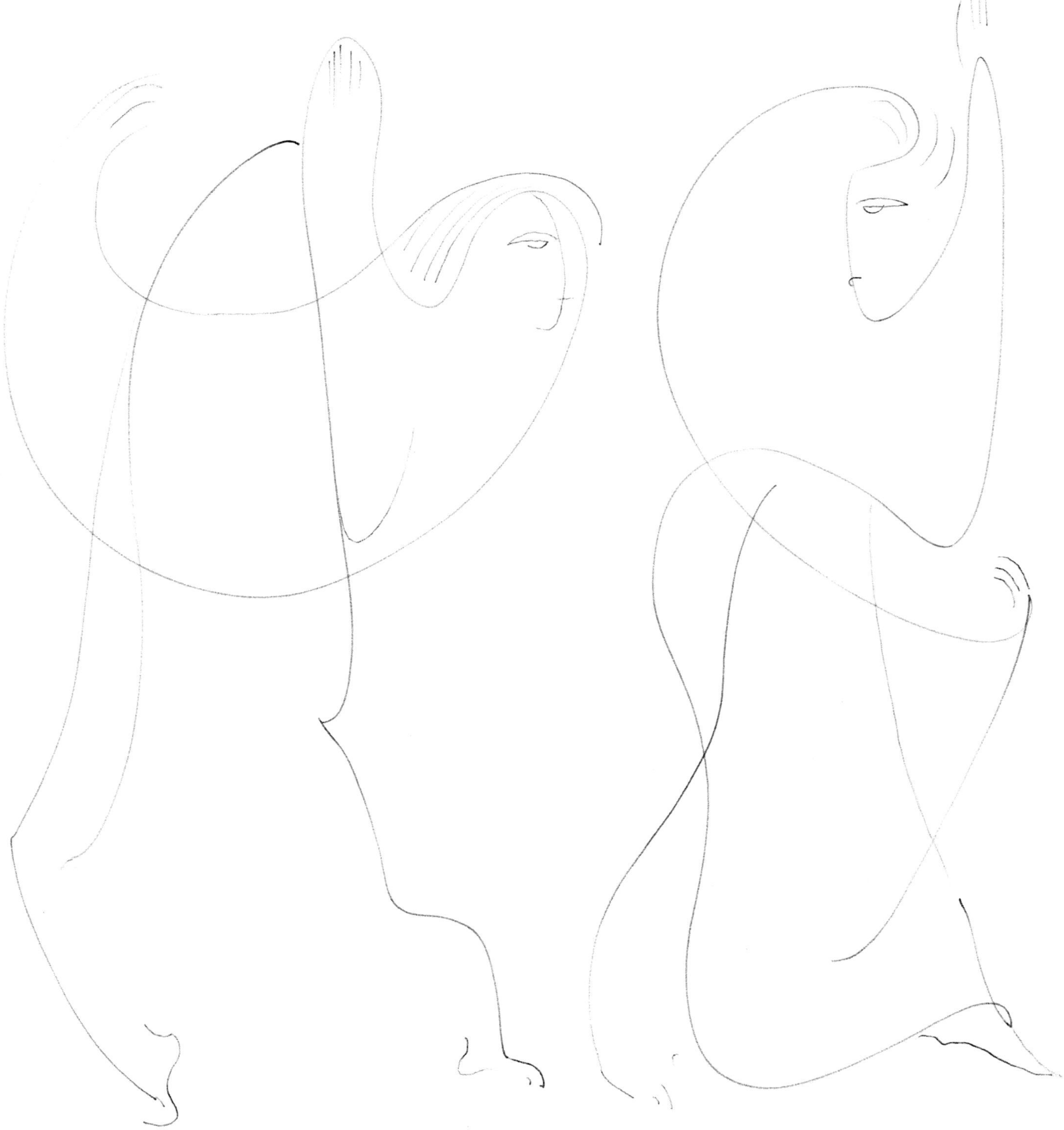

68 Man schätzt sich

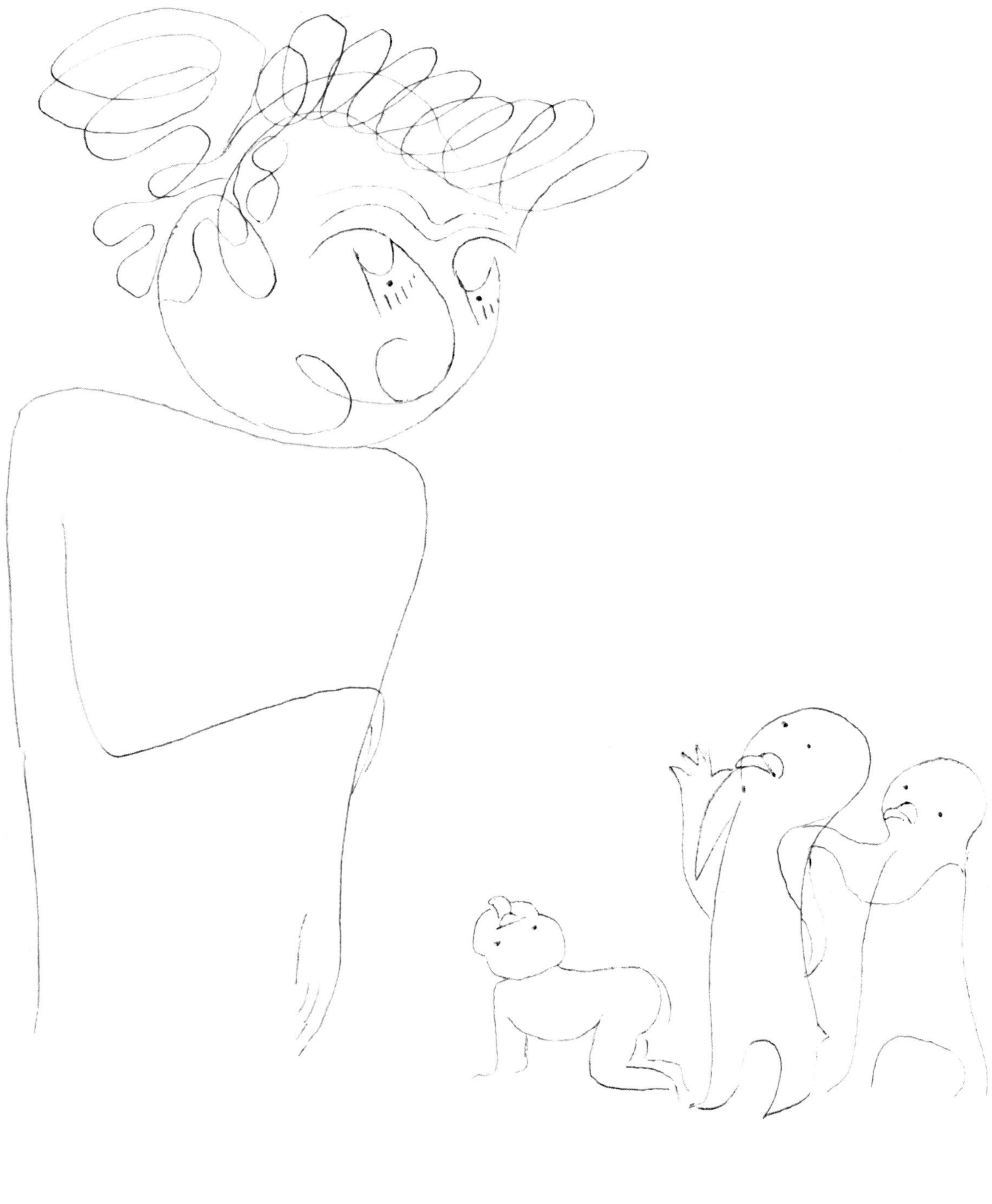

69 Oma ratlos

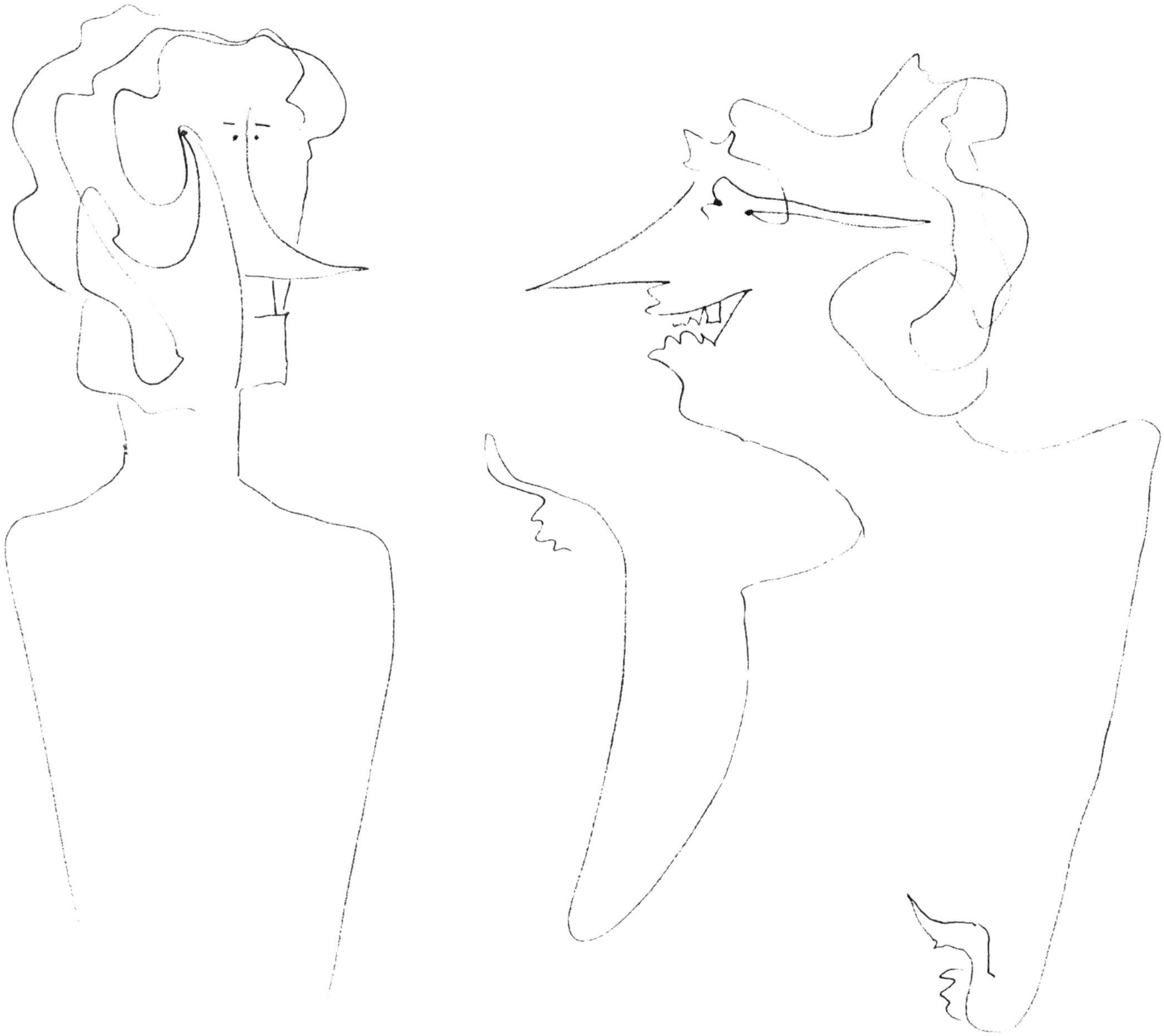

70 Lächerlich möcht überzeugen

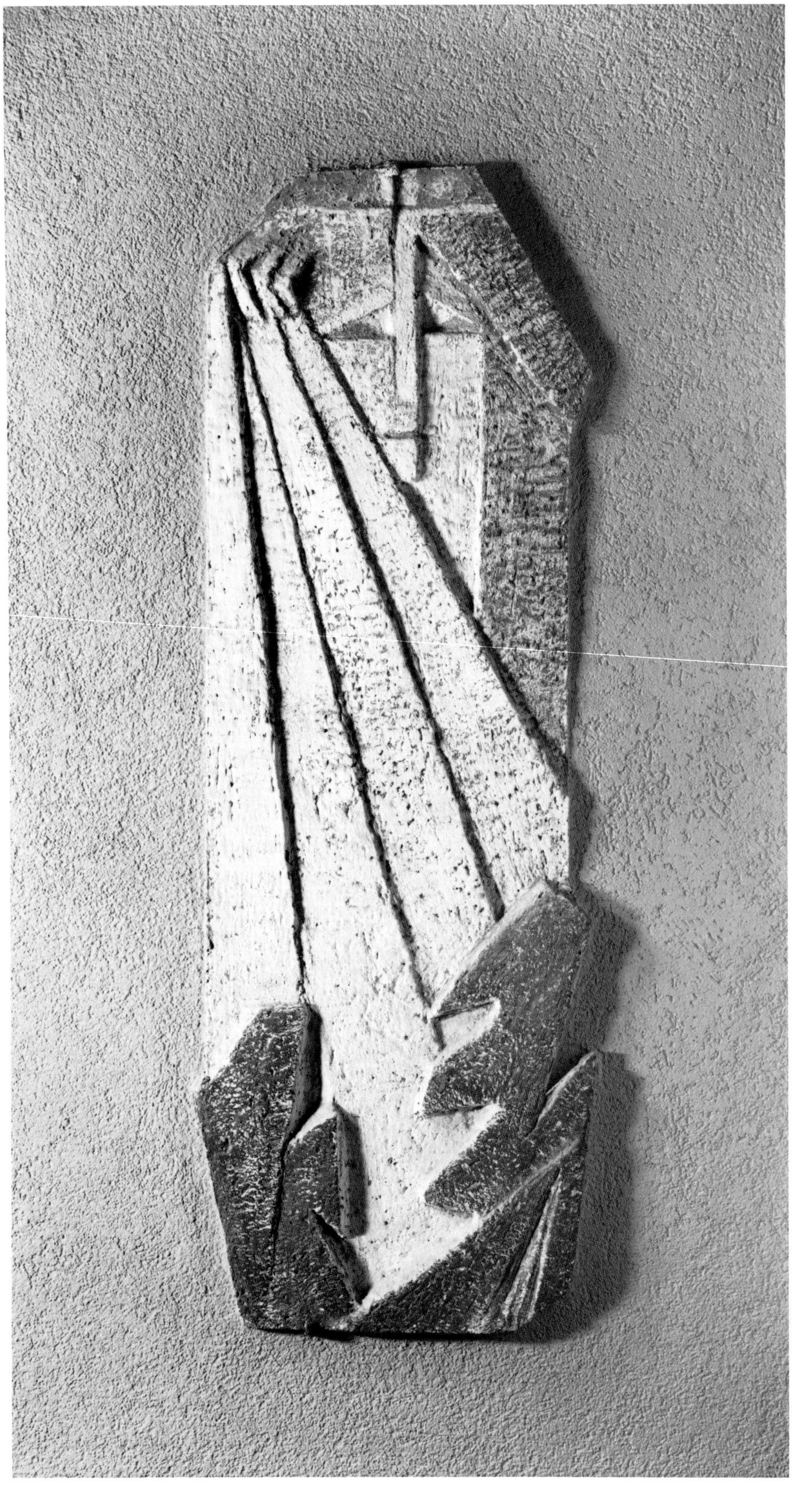

71 Michael

72 Inkarnation

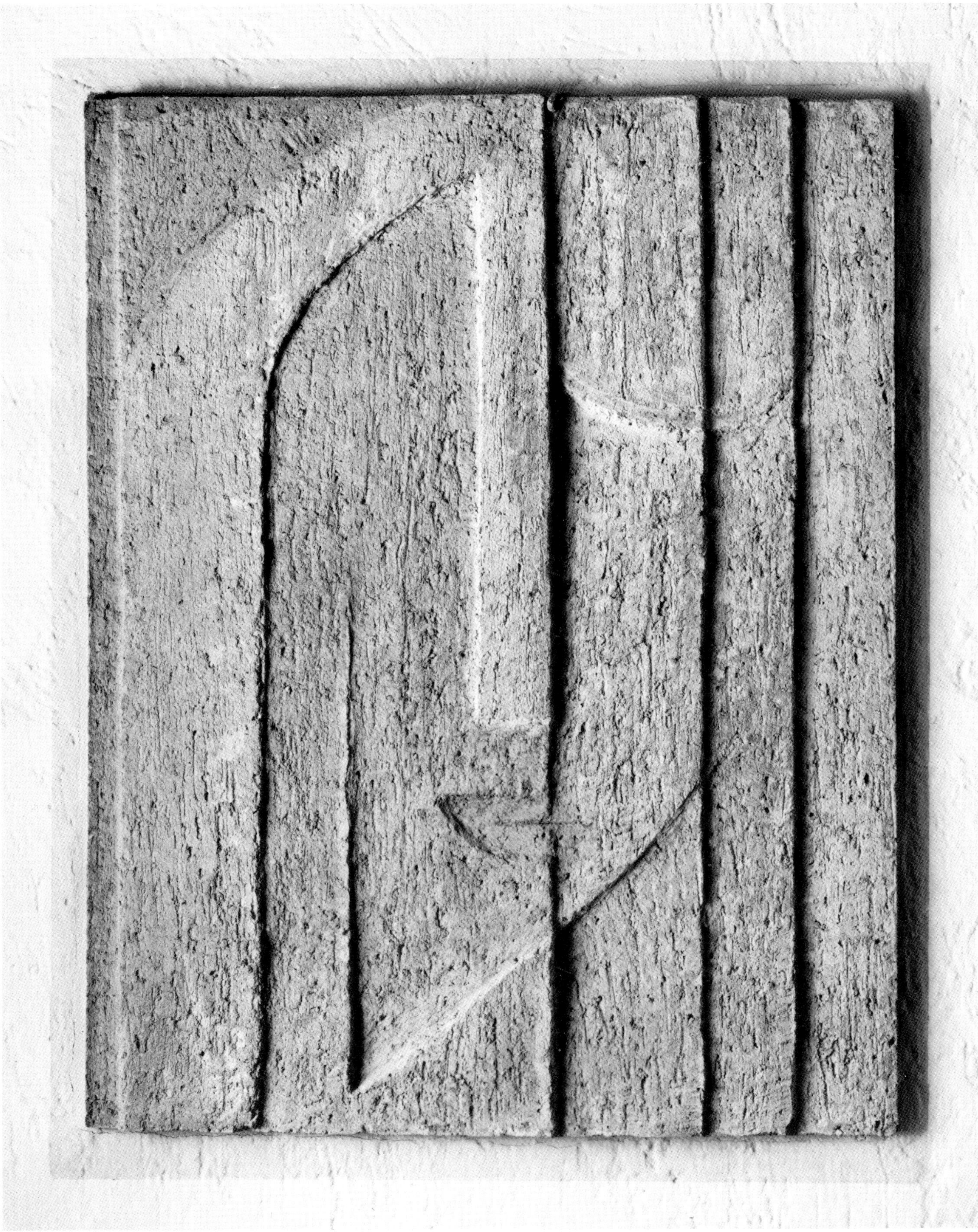

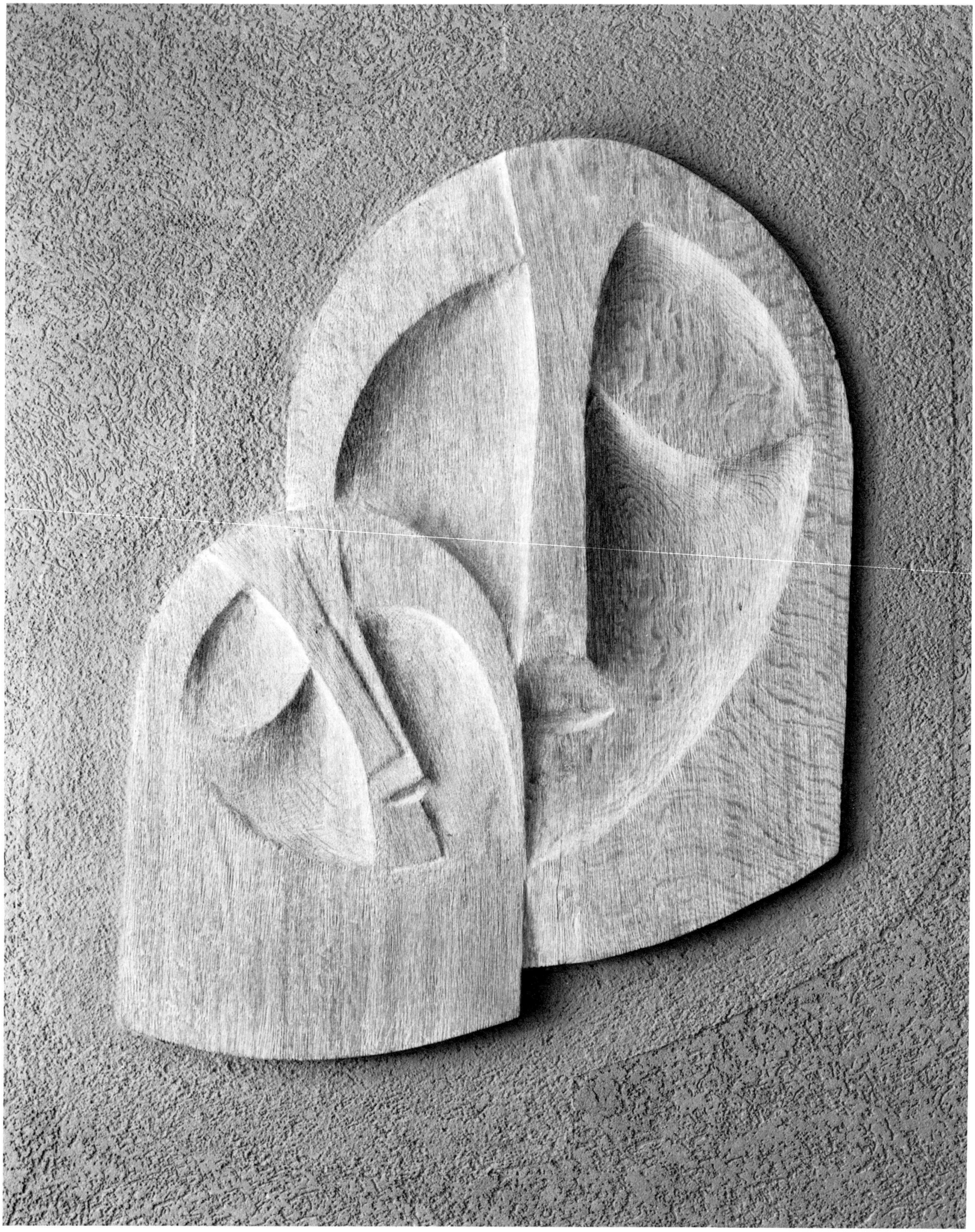

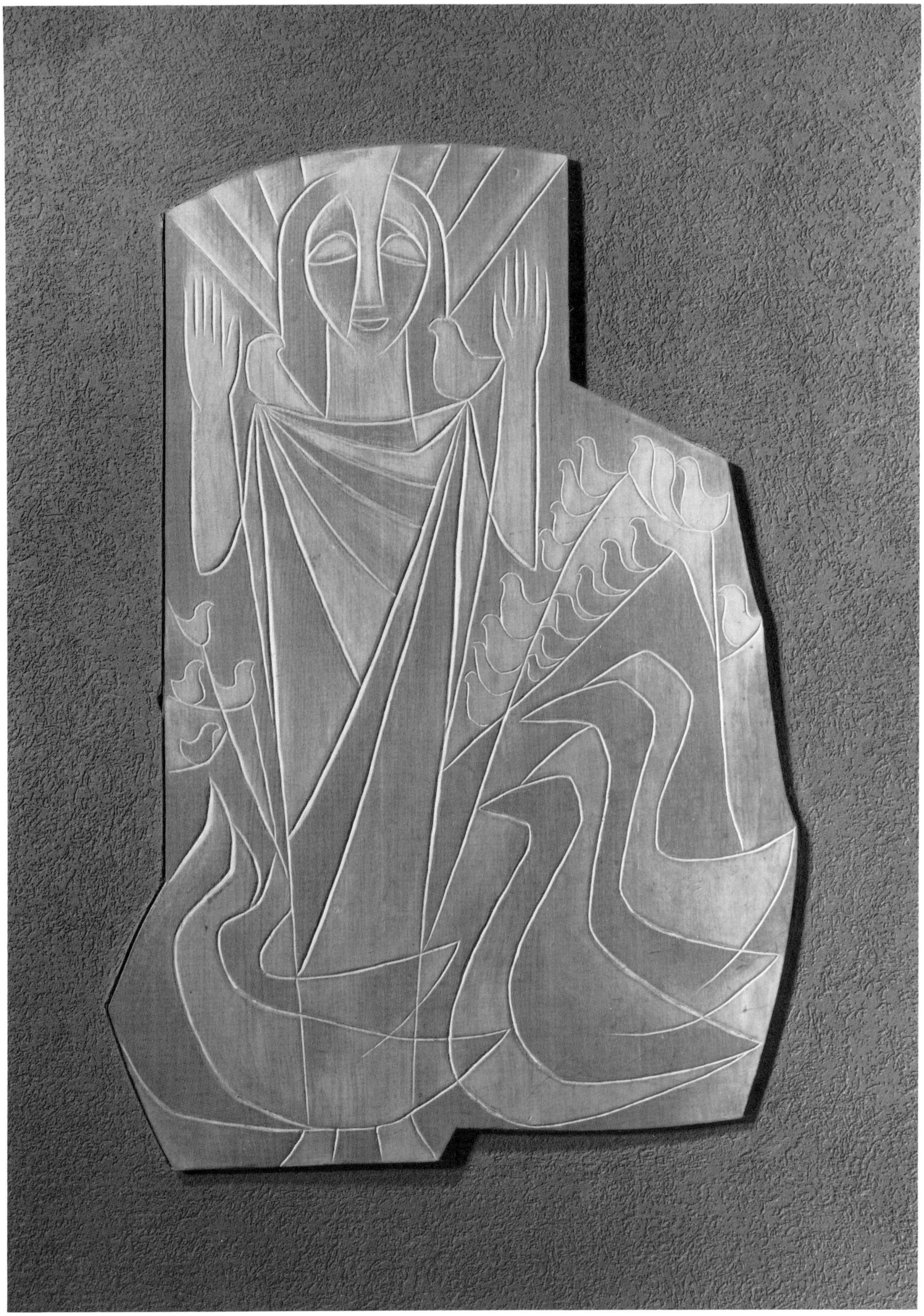

73 Mutter
mit Kind

74 Franziskus

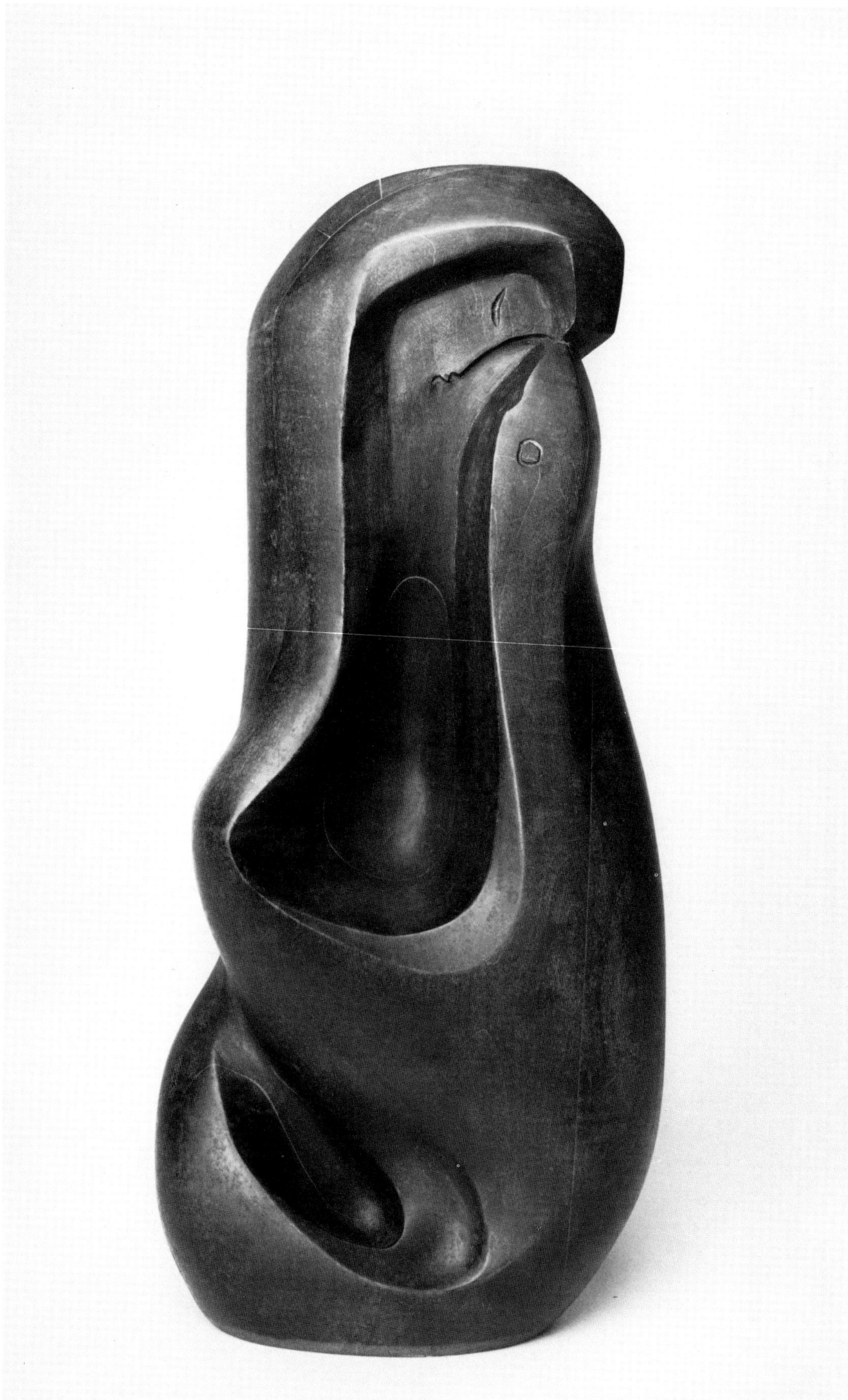

75 Leda

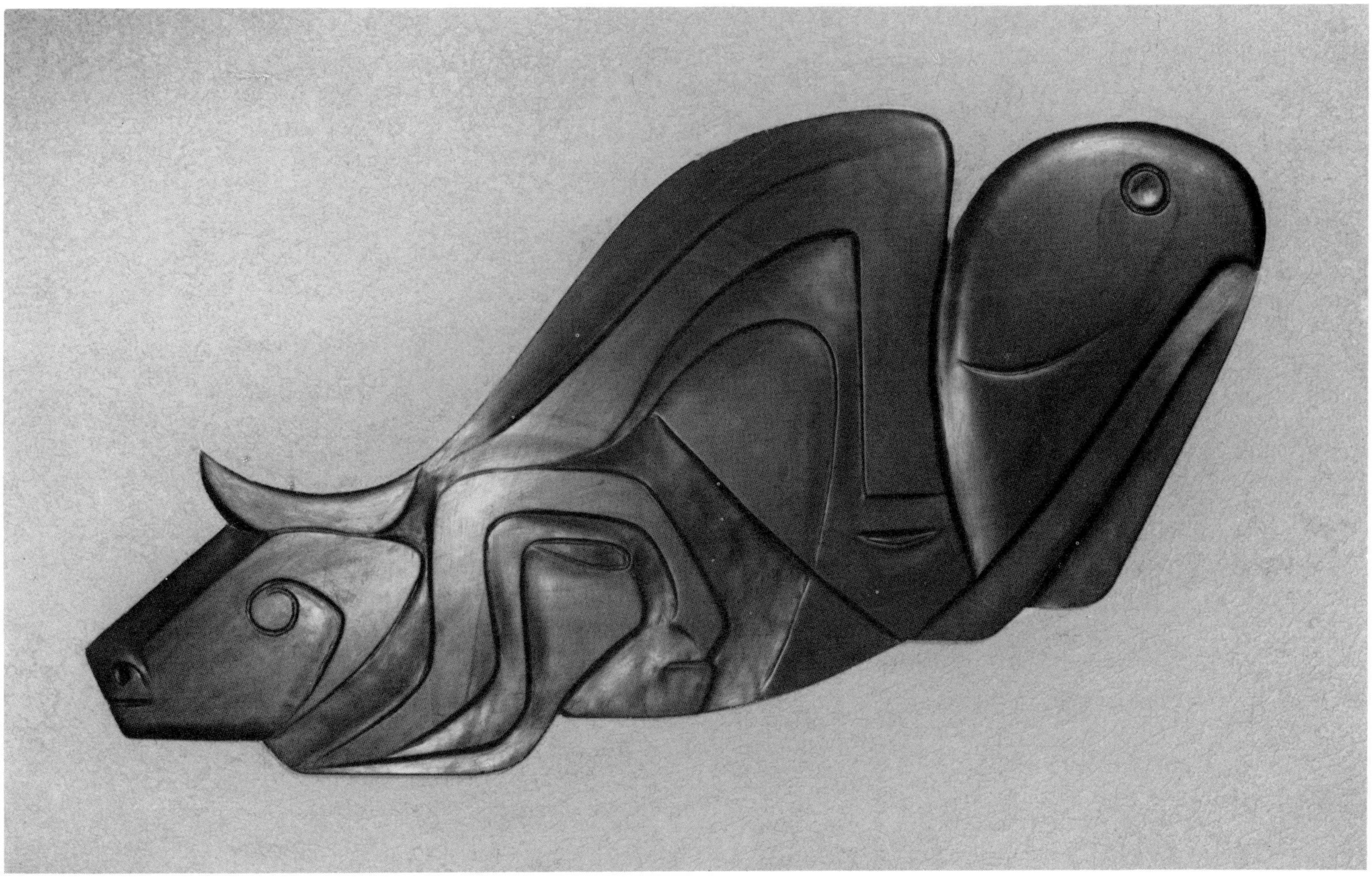

76 Viergetier

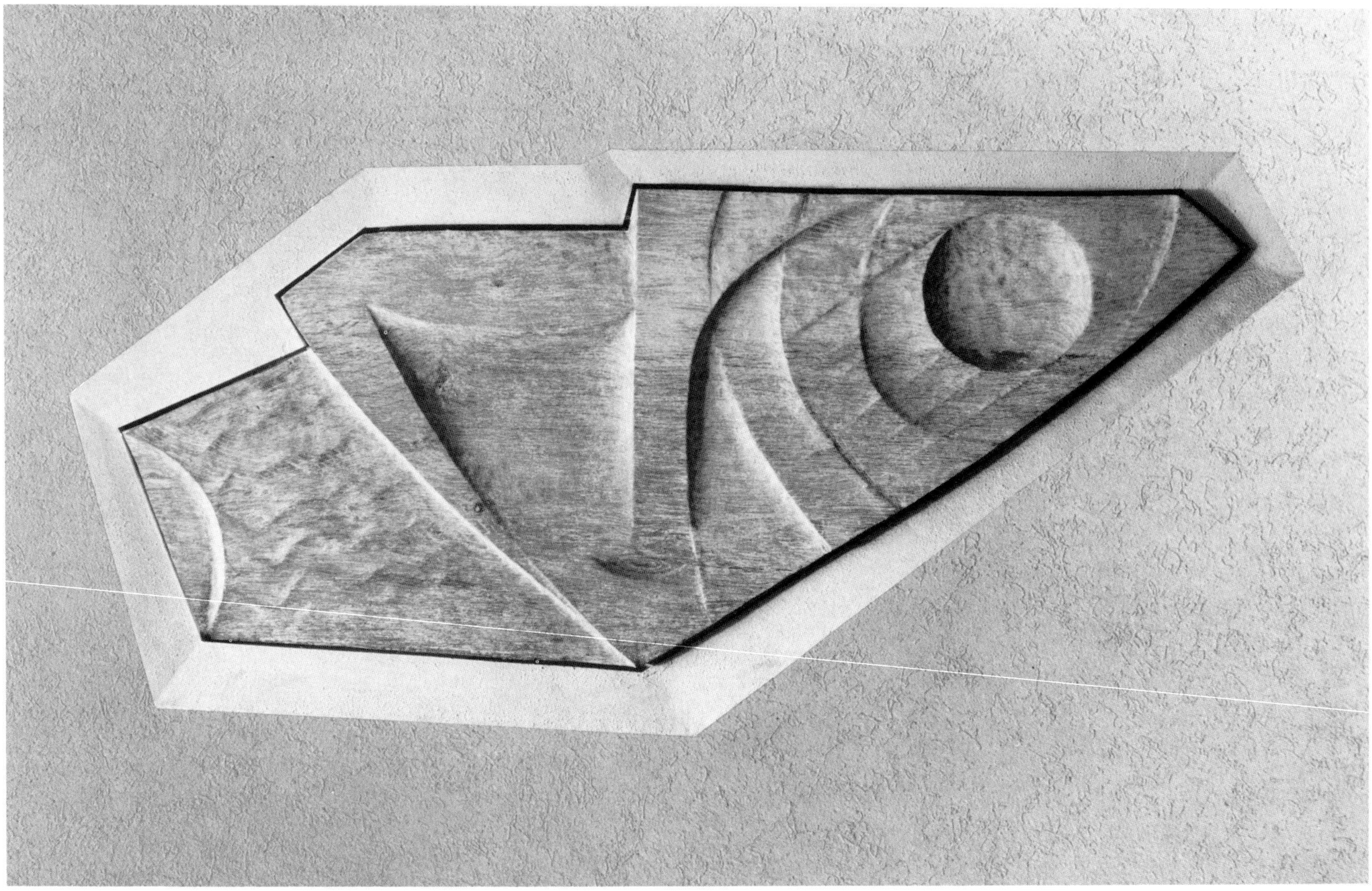

77 Weltenseele

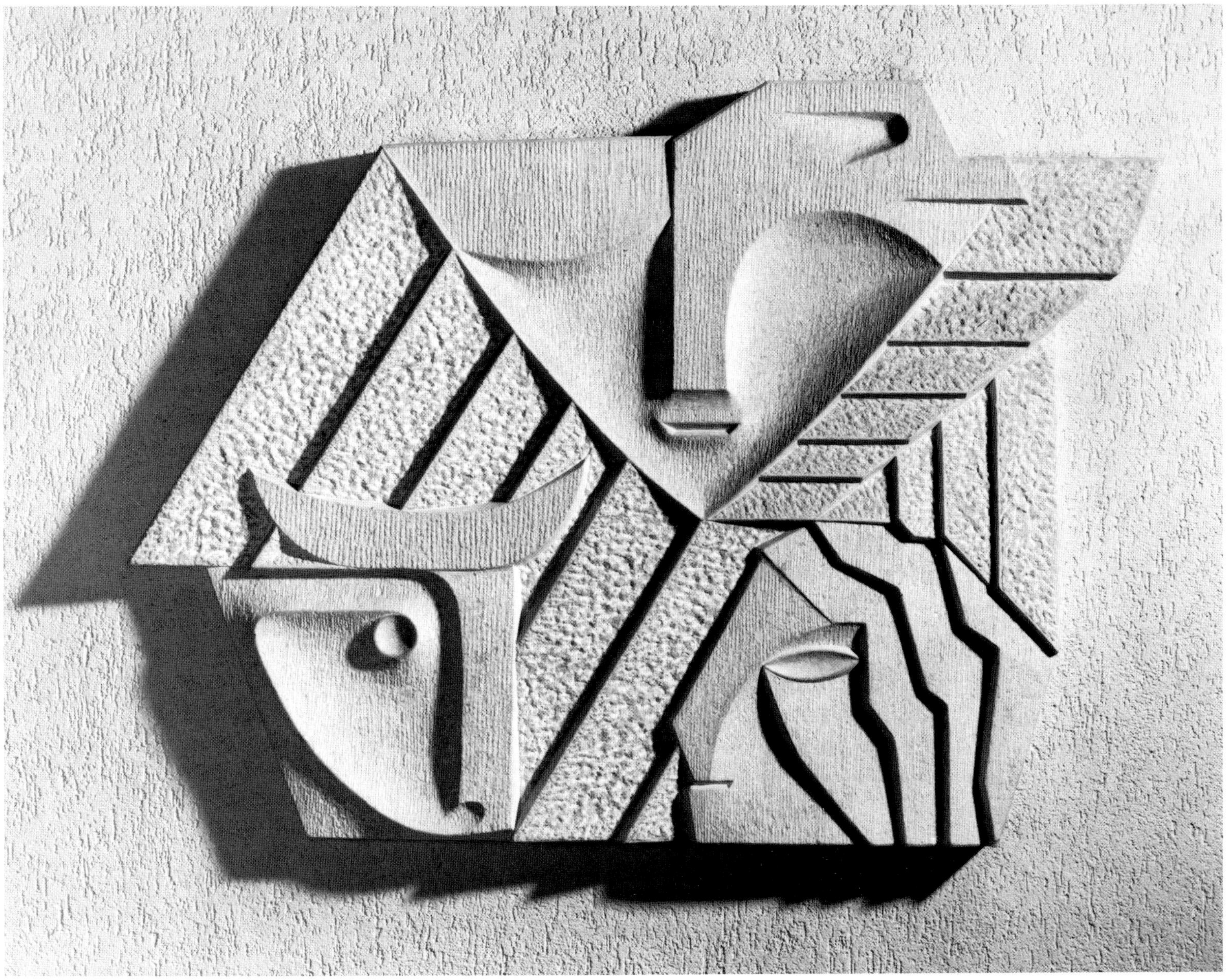

78 Viergetier

79 Archaischer Kopf ▷
80 Kopf ▷▷

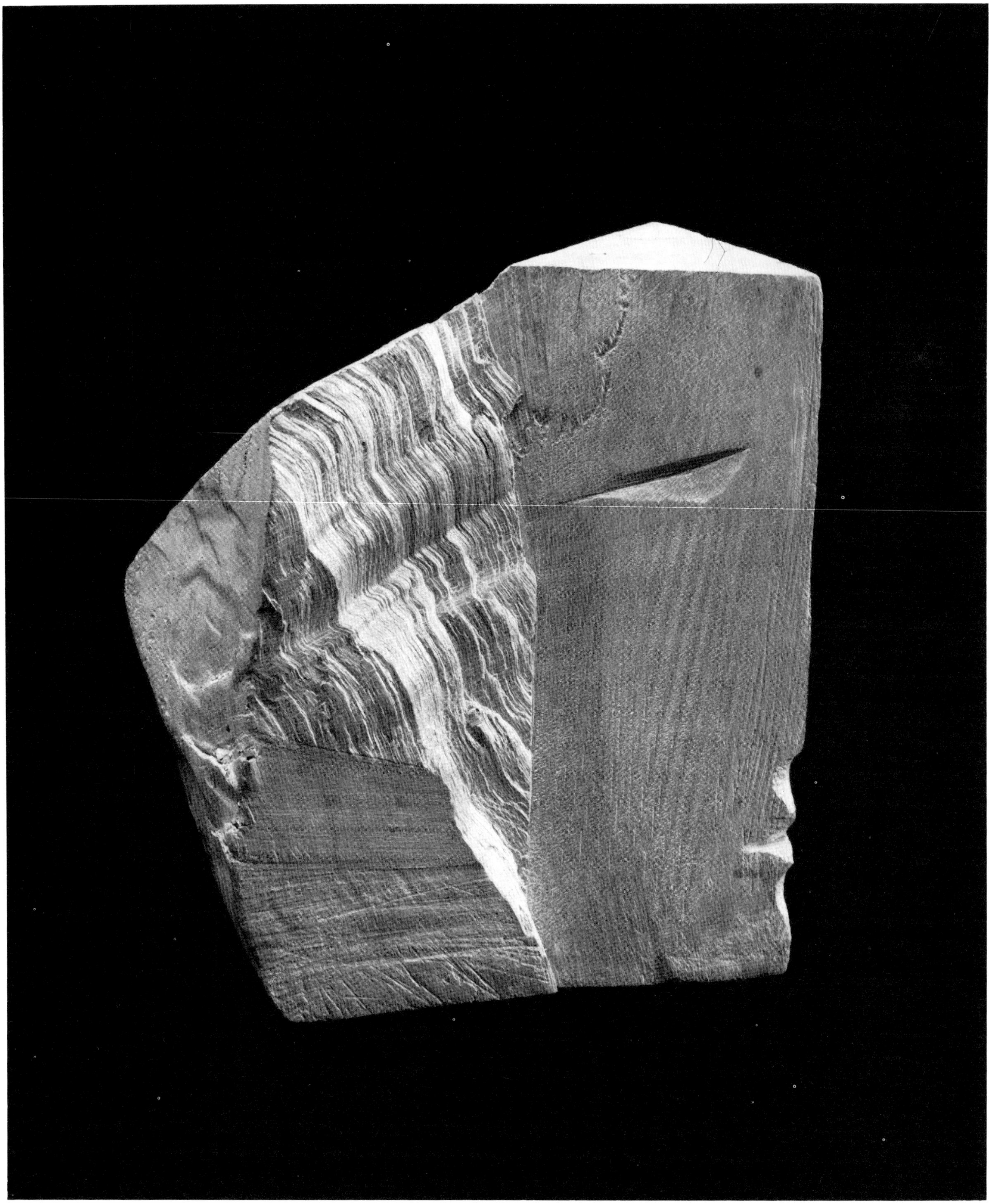

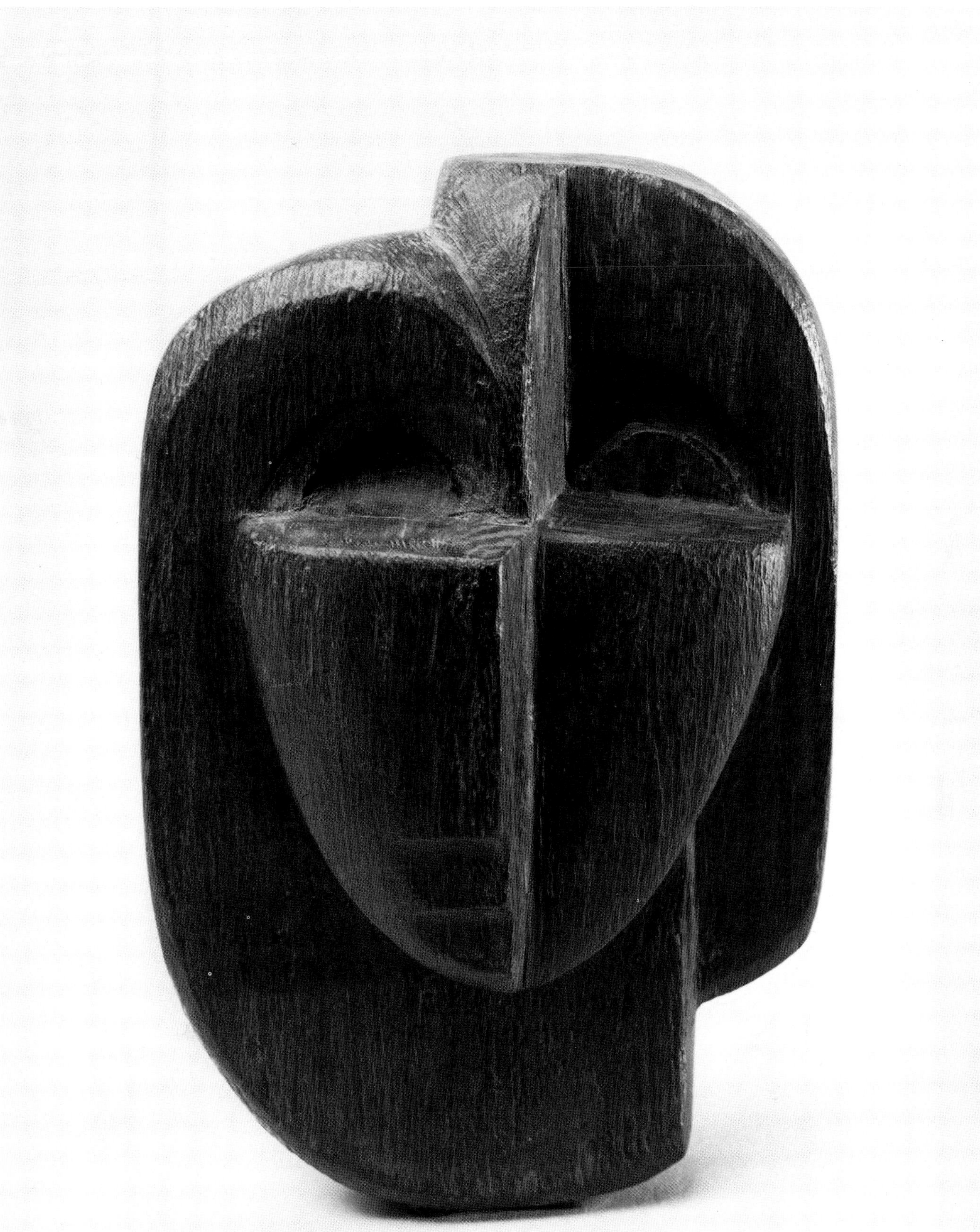

Aus Aufzeichnungen von Hermann Kirchner

Nur wenn wir uns in der reinen Anschauung, ohne von vornherein Kritik zu üben, einem Kunstwerk nähern, stehen wir auf dem Podest des Schaffenden und können sein Sehen und Denken verstehen.

Da durch Schaffen und Betrachten von Kunst Seelenbezirke aktiviert und ernährt werden, bedeutet das Desinteresse gegenüber dem Künstlerischen eine seelische Unterernährung. Wohl ist der Schönheitssinn für die Form eines Autos vorhanden, doch beruht dieser auf seiner Zweckgebundenheit, die dem reinen Kunstwerk logischerweise nicht zuteil wird. So wird der Künstler von der technisch orientierten Menschheit als Außenseiter betrachtet, und es entsteht das Bild zweier nebeneinanderfahrender Eisenbahnzüge, in denen die Menschen zwar nebeneinander in der gleichen Richtung fahren, jedoch nicht miteinander ins Gespräch kommen.

Der zeitgenössische Künstler, der nicht mehr nur die Natur wiedergibt, weiß, daß ihn der Intellekt im Schaffensprozeß nur an das Banale des Bekannten bindet. Das Schöpferische muß er aus einer anderen Bewußtseinszone bekommen. Er muß den Teil seines Seelenlebens ausschalten, der den ganzen Tag gegenüber der Außenwelt als Intellekt waltet.

Eine Zeit, die in den Menschheitsimaginationen der Märchen und Mythen keine geistigen Realitäten mehr sehen kann, schafft den Boden für ungezügelte Phantastik.

Das Schöne, das nicht aus dem Häßlichen geboren wurde, ist luziferisch und nicht an der Auseinandersetzung mit der Erde beteiligt.

Viele Künstler glauben an einen Eingriff in ihre Freiheit, wenn man ihnen Verantwortung auferlegt. Da jede Handlung ihre Folgen hat, sind sie auch hier nur bedingt frei. Die Frage, ob es für den bewußten Menschen überhaupt Handlungen gibt, denen gegenüber er keine Verantwortung trägt, erübrigt sich hier.

Innere Aktivität, die zu Versenkung und Entschlüsselung beim Betrachter eines Kunstwerkes gesteigert werden müßte, wird häufig vom Künstler, der oft nichts zum Entschlüsseln vermittelt, in äußere Aktivität abgeleitet. So gibt es Ausstellungen, die unseren geistlosen Alltag noch weiter banalisieren . . . So wird vieles zur psychologischen Selbstaussage. Gerade das, was es zu überwinden gilt, wenn wir unsere geistige Existenzberechtigung erhalten wollen, wird oft mit größtem Können in den Vordergrund gerückt.

Nicht das mitgebrachte Talent, sondern der geistige Hintergrund des Schaffenden wird für die Zukunft maßgeblich sein.

Der Weg in die Zukunft ist in keiner Weise eine Weltanschauungskunst, sondern das Schaffen aus einem erweiterten Bewußtsein, zu dem jeder Mensch veranlagt ist.

Seit dem letzten Drittel des vorigen Jahrhunderts ist der Mensch ein anderer geworden. Neue Möglichkeiten sind in ihm veranlagt, die, wenn sie nicht Unheil anrichten sollen, entwickelt werden müssen, damit seine technischen Errungenschaften sich nicht gegen ihn kehren. Der moderne Mensch, ob Künstler oder Techniker, muß sich dieser Verantwortung bewußt werden. Beide, Kunst und Technik, verwandeln die Erde. Die entscheidende Frage ist: Dient es der Menschheitsentwicklung?

Ohne Christ im esoterischen Sinne zu sein, hat der heutige Mensch nicht die Möglichkeit einer Stoffeswandlung im positiven Sinne.
Wir leben im Zeichen eines Schwellenüberganges und sind transparent geworden. Das Niedere bietet sich von selbst an, um das Höhere muß gerungen werden. Es stellt sich die Frage: Kann der Künstler heute noch Aussagen von Wert für die Menschheit machen, wenn er um eine Zukunft von Mensch und Erde nichts weiß?

Rudolf Steiner kam als Initiierter vom Erleben der Geisteswelten zur Kunst und fand seine Kontinuität im Künstlerischen, indem er den in vorchristlicher Zeit abgerissenen Strom der Mysterienkunst, die ja der gestalterische Inhalt aller Kulturen war, aufgriff und im Zeichen der Bewußtseinsseele fortsetzte.

Der Maler schafft aus den Kräften der Umwelt, der Musiker schafft von innen. Wenn der Maler sich von der bildhaften Gegenständlichkeit trennt und nur Farben setzt, so spricht man von Farbklängen. Dabei hat der Sprachgenius Wesenhaftes gefunden, denn der Maler begibt sich in das Zentrum, aus dem der Musiker schafft. Je mehr ein Bild sich farbig und formal der Natur nähert, um so weniger lebt in ihm Musikalität.

Ein Farbraum beeinflußt unsere Seelenhaltung ständig. Ein Tafelbild läßt mich frei, es anzusehen oder nicht. Es sollte Stoff für meditatives Verhalten sein.

Können Brot und Wein durch den Priester nicht eine Wandlung erfahren? Können aber nicht dasselbe Brot und derselbe Wein einem wüsten Gelage dienen? Ist es nicht der Mensch durch seine priesterliche oder nichtpriesterliche Haltung, der die Wandlung vollzieht oder nicht? Ich glaube, wenn wir von Substanzwandlung sprechen, kommt es bei der natürlichen Substanz auf die Dematerialisierung an, so daß die Materie Dienerin wird, Geistiges in Erscheinung treten zu lassen.
Bei synthetischen Stoffen muß sich der Künstler bewußt sein, daß das Ausgangsprodukt toter als ein Naturprodukt ist. Wenn hier eine Wandlung in Frage kommt, ist der Umwandlungsprozeß ein weit größerer.
Jeder Naturstein hat mehr Inspirationsmöglichkeit – dies schon durch seine äußere Form, aber auch durch seine innere Struktur – als ein Kübel Zement. Ich muß beim Zement mein Motiv schon fertiger in mir tragen als beim Stein und Holz.
Durch das Abschlagen des Materials während des Arbeitens treten ständig neue Formzustände als Zwischenzustände ein, die immer wieder neu inspirierend wirken, und ich komme bei meditativer Wachheit leichter vom vorgefaßten Formbild ab und dadurch zu Aussagen, die geistig schöpferisch sind.

Der Stoff muß uns inspirieren, zuletzt muß er zurücktreten, und das im Künstler gelebte Geistige muß er anschaubar gemacht haben.

In der Durchdringung der Formen, bei der nichts mehr als dahinterliegend oder teilweise verdeckt erscheint, wird dem Betrachter eine Ebene gewiesen, in der sich alles durchdringt, was im physischen Plan für die Dinge nicht möglich ist. Er wird unbewußt aus der gegenständlich-dreidimensionalen Erlebnissphäre auf den Plan gerückt, wo sich alles durchdringt. Dies aber ist die Heimat aller wahren Kunst.

Der Inhalt eines Bildes wird immer mehr Intervall werden müssen in unserer Zeit.

Der Kubus ist das Gleichmaß und die absolute Ruhe. Von dem Augenblick an, wo wir die Diagonale ziehen, haben wir die Steigerung ... Immer wieder wurde mir klar: Polarität und Steigerung, alles andere hat keine Zukunft, auch in der Kunst.

Der Künstler in seiner Umwelt

Die Stadt Breslau, wo Hermann Kirchner am 19. Juni 1899 geboren wurde, war für die wache Empfindsamkeit des Knaben, der dort aufwuchs, voll erregender Geheimnisse, die zu entdecken, und voller Wunder, die zu erleben waren. Die Eltern wohnten auf der Herzogstraße. Dort betrieb auch der Vater seine Kunstbuchbinderei, die hohes Ansehen genoß und einen großen Kundenkreis anzog. Nach dem Abschluß der Volksschule trat Hermann als Lehrling in die väterliche Werkstatt ein. Vor der Haustür lag die Sandinsel mit ihren engen Gassen und niedrigen Häusern und mit den Wassermühlen, die seit der Gründung der Stadt die Bürger mit Mehl versorgten. Vor der Haustür lag auch die Kreuzkirche, hoch emporragend mit zwei Schiffen übereinander und spitzem Turm, und dahinter das stille, stets feierliche Domviertel mit den stattlichen Häusern der Domherren und des Fürstbischofs, deren Gärten sich bis an den Hauptstrom der Oder hinzogen; an den Hauptstrom – denn die Oder teilte sich dort in ein Gewirr von Armen und umfaßte mit ihnen viele größere und kleinere Inseln. Der wachsenden Großstadt waren die Wasserläufe im Wege, und sie schüttete zu und ebnete ein, wo es das moderne Leben zu fordern schien. Den Kindern aber und der Jugend waren die Ufer so lieb wie die Gassen. Der Umgang mit Booten verstand sich von selbst und natürlich das Schwimmen im Strom oberhalb der Stadt, wo man seine Kräfte erproben konnte und den Umgang mit der Strömung lernte, die durch Buhnen gebrochen wurde und nicht ungefährliche Strudel bildete. Die Dominsel war eine Stätte des Friedens. Über die roten Ziegelböschungen hingen die Zweige der Trauerweiden ins Wasser. Alle Frömmigkeit der Welt schien dem Kinde im Dom zuhause und in der lieblichen Breslauer Madonna des Lukas Cranach verkörpert. Drüben auf dem linken Ufer der Oder lag das bürgerliche Breslau, klar und zielbewußt wie all die vielen deutschen Bürgerstädte bis zur Ostsee und den baltischen Ländern, den breiten, offenen Ring in der Mitte mit dem unvergleichlichen Rathaus; rechtwinkelig das Netz seiner Straßen, ein Hort der Ordnung und des flutenden praktischen Lebens. Auch dort Wasser, die dunkel dahinziehende Ohle mitten in der Stadt, meist zugeschüttet und nur noch als Erinnerung in den Straßennamen gegenwärtig. Doch dazu die Kette der Stadtgräben, ums Zentrum gelegt, die ihr Wasser behalten durften, auch nachdem die Festungswälle längst geschleift waren.

Etwas von der Polarität dieser Stadt trägt jeder Breslauer von der Zeit der

Kindheit her mit sich durchs Leben. Auch Hermann Kirchner wußte den geschäftigen Drang des Alltags immer zu bewältigen und zu ordnen und dabei doch mitten darin sich seine «Dominsel» zu bewahren. Ein drittes Antlitz Breslaus verband die Gegensätze, das barocke Breslau, unvergeßlich in Universität und Matthiaskirche und als reiche und bereichernde Nebenkapellen am gotischen Dom. Es ist das Breslau der Mystik, wo Jakob Böhme, der Görlitzer Schuster, seinen Platz hat, nicht minder Angelus Silesius und mancher Poeta Laureatus der schlesischen Dichterschulen, und die fortwirkt im Geistesleben der Stadt bis zu Hermann Stehr und seinem «Heiligenhof» und bis zu dem Brüderpaar Carl und Gerhart Hauptmann. Auch diese Seite seiner Heimatstadt war und blieb Hermann Kirchner zeit seines Lebens vertraut. Sie erfüllte sich im Schweigen und in der Stille.

Die künstlerische Begabung des Knaben erkannte früh der Architekt Hans Poelzig (1869–1936), der vor dem Ersten Weltkrieg Leiter der Breslauer Kunstakademie war. Er schuf sich einen Namen als Vertreter technisch bestimmter Sachlichkeit durch den Posener Wasserturm von 1911 und als einfallsreicher, phantasievoller Expressionist durch seinen Umbau des Berliner Großen Schauspielhauses von 1919. In Breslau baute er das Konzerthaus an der Gartenstraße und die Ausstellungshallen bei der Jahrhunderthalle des Baurats Max Berg (1870–1947) in Grüneiche. Seine pädagogische Wirkung damals an der Kunstakademie in Breslau, später in Dresden und Berlin war von bestimmendem Einfluß auf die Architekten des zweiten und dritten Jahrzehnts unseres Jahrhunderts. Hans Poelzig gehörte zu den Kunden des Vaters Kirchner. Er traf dort den zwölfjährigen Buben und gab ihm die Erlaubnis, Abendklassen der Kunstakademie zu besuchen. Leider wissen wir nicht, wer damals in den Jahren 1911 und 1912 Hermanns Lehrer bei diesen Abendkursen waren. Ebensowenig sind Zeichnungen aus dieser Zeit erhalten. Nach dem Ende der Volksschule trat Hermann als Lehrling in die Kunstbuchbinderei seines Vaters ein und besuchte dabei auch die Kunstgewerbeschule. Dort kam vieles seinen Neigungen und Fähigkeiten entgegen. 1917 war die Lehre beendet, und für Hermann begann der Krieg.

Nach dem Ersten Weltkrieg entwickelte sich die Breslauer Kunstakademie sehr bald zu einem Treffpunkt der Avantgarde der zwanziger Jahre. Oskar Moll (1875–1947), der gebürtige Schlesier aus Brieg, war von 1918 bis 1932 ihr Leiter, vom Kriegsende bis zu ihrer Schließung, die im Rahmen des Brüning'schen Sparprogrammes, doch vielleicht nicht ohne den Druck der anwachsenden kunstfeindlichen Rechten, stattfand. Sein eigenes malerisches Schaffen war geprägt von der Studienzeit in Paris, wo er sich besonders mit den Künstlern um Henri Matisse befreundet hatte, den Fauvisten. Als neuer Akademiedirektor hatte er im kulturellen Aufwind der ersten Nachkriegszeit mit seinen Berufungen Glück. Um ihn scharten sich Otto Müller

(1874–1930), Oskar Schlemmer (1888–1943), Georg Muche (geb. 1895), Paul Holz (1883–1938).

Otto Müller aus Liebau in Schlesien war der erste, den er berief. Bereits 1919 holte er sich den Landsmann, der bis zu seinem Tode im Jahre 1930 Breslau und der Akademie treu blieb. Er kam aus Dresden, wo er zu den Mitbegründern der «Brücke» gehörte hatte. Besonders mit Erich Heckel blieb die Freundschaft bestehen, auch mit Ernst Ludwig Kirchner seit ihrer gemeinsamen Reise durch Böhmen im Jahre 1910. Seine Mutter war von Kindestagen her mit Carl und Gerhart Hauptmann befreundet. In diesem Kreise fühlte sich auch der Sohn beheimatet und in seinen mystischen Neigungen verstanden, die ihm Leben und Schaffen bestimmten.

Wie mit Otto Müller die «Brücke», so kam mit Oskar Schlemmer und Georg Muche das «Bauhaus» nach Breslau. 1929 bis 1932 lehrte Schlemmer an der Akademie und 1931 bis 1932 auch Muche, der das Bauhaus und die Webereiwerkstatt, die er dort aufgebaut hatte, 1927 verließ. Von besonderem Rang war auch der begnadete Zeichner Paul Holz, der von 1925 bis 1932 der Akademie angehörte. Seine Bedeutung ist erst in den letzten Jahren in ihrem ganzen Umfang erkannt worden. Er gab gleichzeitig den Kunstunterricht am Friedrichsgymnasium auf der Matthiasstraße und war als akademischer Lehrer neben Paul Dobers besonders mit der Ausbildung des Nachwuchses im damals neuen Fach des Kunsterziehers betraut, der den Zeichenlehrer von ehedem ablöste.

Hermann Kirchner hatte, aus dem Kriege zurückgekehrt, seinen Beruf als Buchbinder wieder aufgenommen. Er legte bei der Handelskammer in Breslau die Meisterprüfung ab und führte eine Werkstatt für Einbandkunst bis 1928. In dieser Tätigkeit genoß der junge Meister hohes Ansehen und fand wachsende Anerkennung über den großen Kreis seiner eigentlichen Kundschaft hinaus. Es liegt nahe anzunehmen, daß er die meisten der genannten Persönlichkeiten des Breslauer Kunstlebens kannte und sie ihn. Ob er seine Beziehungen zur Akademie, die er als Zwölfjähriger besucht hatte, nach der Unterbrechung durch den Krieg wieder aufgenommen hat, wissen wir nicht. Ganz sicher kann man sagen, daß er keinen persönlichen Lehrer besaß. Ebenso sicher ist es, daß er die vielfachen Anregungen mit aufgeschlossenen Sinnen wahrnahm und verarbeitete, die das lebhafte, avantgardistische Kulturleben Breslaus in den zwanziger Jahren bot. Da ist zu gedenken der unseres Wissens ersten Breslauer Ausstellung von Bildern Lyonel Feiningers und Willi Baumeisters in der 1897 erbauten und zur Kunstgalerie umgewandelten Getreidemarkthalle westlich der Christophorikirche im Jahre 1927. In den ersten Lichtspielhäusern lief unter vielen anderen der Film «Das Kabinett des Doktor Caligari» mit seiner phantastischen Bühnenarchitektur in Feiningers transparenten Prismen. So wie dieser 1919 gedrehte Film Stadtgespräch war, so die Bühnenbilder von Hans Wildermann im Stadttheater, das unter Turnaus Leitung ebenso wie das Lobe-Theater unter Ludwig Barnay zu den modernsten Bühnen Deutschlands zählte. Die schlesische Hauptstadt war in den Zwanzigern innerhalb Deutschlands eine Kulturmetropole eigener Prägung. Hermann Kirchner hatte seinen Anteil daran. Seine Kunstbuchbinderei gab ihm Anregung und Muße genug, um sich ständig mit Stift und Pinsel zu üben und in ungezählten Blättern, von Versuch zu Versuch fortschreitend, zu der Sicherheit der bewegten Formengeste und zu der Klarheit und Transparenz der Farbe zu gelangen, die seine späteren Meisterjahre auszeichnen. Diesen künstlerischen Werdegang zu verfolgen, ist nicht mehr möglich, da die Unterlagen dafür fehlen. 1941 hat die Gestapo den gesamten Bestand, Tausende von Zeichnungen, Hunderte von Bildern, als entartete Kunst verbrannt und damit das gesamte Lebenswerk der frühen und mittleren Epoche des Künstlers vernichtet. Vielleicht taucht das eine oder andere Blatt, das er verschenkt hatte, noch aus Privatbesitz auf. Es ist mehr als unwahrscheinlich, daß sich noch soviel findet, wie zur Dokumentation und Analyse seiner künstlerischen Entwicklung erforderlich wäre. Wir haben uns damit abzufinden, daß dieser Teil seines Oeuvres, d. h. die gesamte schlesische Epoche, unwiederbringlich verloren ist. Mit einem solchen Schicksal steht Hermann Kirchner unter den Künstlern dieses Jahrhunderts nicht allein da. Er teilt es mit so vielen bedeutenden Persönlichkeiten des Zeitalters, das die normal fortschreitende Entwicklung des europäischen Geisteslebens durch zwei Weltkriege und eine beispiellose kulturvernichtende Tyrannei verkrüppelte. Als er zum zweiten Mal aus dem Krieg und diesmal aus russischer Gefangenschaft zurückkehrt, hat er die Lebensmitte überschritten. Er beginnt wieder zu zeichnen und zu malen. Doch über das Stadium des Tastens und Versuchens ist er hinaus. Der Stil seiner Bilder ist von Anfang an ausgereift. Er tritt uns als etwas Vorgegebenes entgegen, dessen Genese wir nicht mehr verfolgen können. Er vollendet sich im letzten Lebensdrittel, verändert sich aber nicht mehr in seiner grundsätzlichen Gestalt. Aber bevor wir uns seiner Betrachtung und Analyse widmen, ist noch der Blick auf einen entscheidenden Wandel in den Lebens- und Schaffensbedingungen des Künstlers zu werfen, der im Verlauf der zwanziger Jahre eintrat.

Nach der Heimkehr aus dem Ersten Weltkrieg fand Hermann Kirchner einen Kreis Gleichgesinnter in der Wandervogelbewegung. Die Zwanzigjährigen, erschüttert durch das Kriegsgeschehen und zurückgestoßen vom Materialismus der Vätergeneration, suchten nach neuen Lebensinhalten. Viele Gruppen und Grüppchen bildeten sich. Man traf sich im Guttemplerhaus auf der Martinistraße, nicht weit von der Wohnung des Künstlers gelegen. Man ging sonntags gemeinsam «auf Fahrt» in die Natur hinaus. Hermann Kirchner sah sich bald in einem Freundeskreis, der in Rudolf Steiner einen Lehrer erkannte, dem es gegeben war, das dunkel gefühlte Suchen der Jugend mit den klaren Zielen geistigen Strebens zu erfüllen. Von der persönlichen Begegnung mit ihm, als er anläßlich des landwirtschaftlichen Kurses in Koberwitz 1924 in Breslau verweilte, ging für den jungen Künstler und die meisten seiner Freunde eine Lebenswende aus. Sie führte ihn in die damals von Rudolf Steiner neubegründete Heilpädagogik. Er gab den bisherigen Beruf auf und wirkte seit 1928 zusammen mit dem Arzt Dr. Karl König und dem Heilpädagogen Albrecht Strohschein am Heilpädagogischen Institut in Pilgramshain bei Striegau. Dort lebte er bis zum Zweiten Weltkrieg als Maler und Heilpädagoge. Der Künstler verband sich mit dem Erzieher.

Man muß Hermann Kirchner erlebt haben, wie er an der Staffelei stand und malte und die seelisch und geistig behinderten Kinder seiner Gruppe um ihn herum bei ihrer Arbeit waren. Während er konzentriert Pinselstrich um Pinselstrich auf sein Bild setzte, hatte er sie alle im Bewußtsein und war jederzeit in der Lage, den einen oder anderen mit einem Wort anzusprechen. Sie ihrerseits respektierten ihn in seinem Tun. Dabei herrschte keineswegs eine heilige Stille. Hier war ein Künstler, der sich nicht in die Glaswände eines Ateliers zurückzog, um zu malen. Im Gegenteil, er schlug sein Atelier dort auf, wo sich seine tägliche Arbeit als Erzieher abspielte. Er malte nicht für irgendeine imaginäre Ausstellung und ein anonymes Publikum, das willens war, sie zu besichtigen. Er malte vielmehr für das Heim, in dem er seine Kindergruppen betreute. Dort hingen die Bilder in den Zimmern, im Eßsaal, in den Gemeinschaftsräumen. Er malte letztlich für die Kinder, die mit schweren Behinderungen ihr Leben angetreten hatten. Und er malte so, daß auch seine Bilder zu der Seelenpflege gehörten, die das Heim und die Pädagogen ihnen angedeihen ließen. Es blieb nicht bei den Bildern. Auch Plastiken entstanden. Und für die gesamte Ausstattung des Heimes stand sein schöpferischer Rat zur Verfügung. Ihn fragte man nach den Farben der Wände, nach der Form der Möbel und des Treppengeländers, nach der architektonischen Gestaltung der Räume bei Um- und Neubauten. Hermann Kirchner verkörperte einen neuen Künstlertyp, er stand mit seinem Schaffen voll im sozialen Leben und fand dort die nie versiegenden Quellen seiner Schöpferkraft.

1941 wurde das Institut in Pilgramshain von den Machthabern des Dritten Reiches geschlossen. Die Gestapo verbrannte das gesamte Werk des Künstlers. Als er im Oktober 1946 aus Krieg und Gefangenschaft zurückkehrte, stellte sich ihm die Aufgabe, am Neuaufbau des Kinderheims Michaelshof bei Hepsisau mitzuwirken, das in der Schwäbischen Alb die Tradition des schlesischen Pilgramshain aufnahm. Er konnte der gesamten Anlage, der Architektur und Ausstattung weitgehend den Stempel seiner schöpferischen Künstlerpersönlichkeit aufdrücken. Hier lebte er in den folgenden Jahrzehnten bis zu seinem Tode. Hier entstanden wiederum unter ähnlichen Bedingungen wie in Pilgramshain Tausende von Zeichnungen, Hunderte von Gemälden, viele Plastiken: Das Oeuvre der Meisterjahre, mit dem wir uns jetzt näher zu befassen haben.

Hermann Kirchner hat die Buchbinderei gelernt und in seinem Handwerk die Meisterprüfung abgelegt und danach jahrelang einen großen Kreis von Kunden durch seine gediegene Arbeit zufriedengestellt. So nahm er auch als Künstler die handwerklichen Grundlagen seines Zeichnens und Malens außerordentlich ernst. Er unterschied sich damit von so manchem Maler der zwanziger Jahre, der den Einfall und eine hingeworfene Skizze für entscheidend hielt und die Gründlichkeit der sauberen Ausführung verschmähte. Eine wirkliche künstlerische Leistung, so sprach er es demgegenüber häufig aus, müsse sich auf der Grundlage eines gesunden handwerklichen Könnens entfalten. Bestand habe sie nur, wenn die technischen Voraussetzungen und Mittel gemeistert seien. Das betrifft seine Graphik auf Papier mit Feder, Bleistift, Graphit, Kohle, besonders aber seinen Umgang mit den Farben. Daß für die Transparenz und Leuchtkraft einer Malerei die Qualität des Malgrundes von entscheidender Bedeutung war, hat er in zahlreichen Experimenten untersucht. Er war für alle Möglichkeiten aufgeschlossen, die sich aus der Verwendung neuen Materials, auch der aufkommenden chemischen Produkte ergaben. So präparierte er Kunststoffplatten und ruhte nicht, bis er die reinste und dauerhafteste Grundierung gefunden hatte. Damit gelangen ihm freskenhafte Farbwirkungen, die geradezu charakteristisch für einen großen Teil seiner Bildtafeln sind. Auf einem gerauhten Malgrund von makellos gleichmäßiger Struktur erreichte er die Transparenz bei der Schichtung verschiedenfarbiger Ebenen übereinander, ohne die Reinheit der Farben aufs Spiel zu setzen. In dieser Hinsicht war er nie mit dem zufrieden, was er auf seinen Bildern erreicht hatte. Von Mal zu Mal suchte er die Technik des Farbauftrages zu vervollkommnen und die Qualität der Farben zu verbessern, im Dienste einer immer reineren und reicheren Durchgestaltung der Fläche. Dabei war er jedem Dogmatismus abgeneigt, als Künstler ließ er sich von seinen Sinnen leiten, nicht von abstrakten Richtlinien.

Offenen Auges erlebte Hermann Kirchner den Umbruch, den dieses Jahrhundert, sein Jahrhundert, den Künsten brachte. Ihm, der nicht leben konnte, ohne ständig die weiße Fläche des Malgrundes vor sich zu haben, erfüllte sich das Menschsein in den Farben und Formen der neuen Schöpfung, die sich durch die Hand des Künstlers verwirklichen konnte. Das war für ihn nicht anders wie für Kandinsky, der am 10. August 1904 an Gabriele Münter schrieb: «Ich muß einfach das Ding machen . . . Du sagst Spielerei! Jawohl! Alles, was der Künstler macht, ist auch nur Spielerei. Er quält sich, sucht seinen Gefühlen und Gedanken einen Ausdruck zu finden, er spielt mit Farbe, Form, Zeichnung, Klang, Wort . . .» Oder für Paul Klee, der in seinen

Tagebüchern notiert: «Die Kunst geht über den Gegenstand hinaus, über den realen wie über den imaginären. Sie spielt mit den Dingen ein unwissend Spiel. So wie ein Kind im Spiel uns nachahmt, ahmen wir im Spiel den Kräften nach, welche die Welt erschufen und erschaffen.»

Hermann Kirchner sprach davon, daß die Kunst im 20. Jahrhundert den Schritt von Nachbild zum Bild vollzogen habe, einen Schritt über die Schwelle, zu einem Schöpfungsakt nicht nach der Natur, sondern parallel zur Natur. Dadurch wurde es möglich, sich in Freiheit vom Naturabbild zu lösen und im reinen Raum der Senkrechten, Waagerechten, Diagonalen eine neue Welt entstehen zu lassen, eine Schöpfung von Formen, die ohne den Menschen nicht ins Dasein getreten wäre. Im Umgang mit Farbe und Form eröffnet sich dem Künstler eine Welt unbegrenzter Möglichkeiten. Hermann Kirchner war sich dessen bewußt, und er fühlte wie wenige die Verantwortung, die dem Künstler daraus erwächst, daß er «alles machen kann».

Der Vater der modernen Kunst, mit dem all dies begann, der Überwinder des dreidimensionalen Raumes, war Paul Cézanne (1839–1906), und das Ereignis, das, Bewußtsein weckend, die gesamte europäische Künstlerschaft aufrüttelte und mitriß, hat historisch Ort und Stunde in der großen Gesamtausstellung seiner Werke 1906 in Paris nach seinem Tode. Diese Retrospektive wurde zum Fanal der neuen Freiheit des Künstlers.

Bald danach begannen jene erregenden Versuche und hitzigen Debatten, die dieses merkwürdige Haus auf dem Montmartre zum Schauplatz hatten, das nach den Schiffchen der Wäscher auf der Seine den Namen Bateau-Lavoir trug. Den teilnehmenden Malern und Literaten ging es darum, die in der Welt des dreidimensionalen Raumes sichtbaren Formen von den Gegenständen zu lösen und auf der zweidimensionalen Fläche auseinanderzufächern und übereinander zu schichten. Nur dem Menschen als Künstler ist es gegeben, auf diese Weise die geschaffene Welt transparent zu machen.

Als Kritiker in der Presse diese Versuche als Kubismus bezeichneten, fand dies nicht den Beifall der beteiligten Künstler. Das Auftreten von Kuben und kristallinen Brechungen war für sie eine Nebenerscheinung bei der prismatischen Zerlegung und außerdem ein Durchgangszustand beim fortlaufenden Experimentieren. Doch der Name Kubismus blieb haften. Anfangs konzentrierten sich die Maler, allen voran Braque und Picasso, so intensiv auf die Fächerung der Formen, daß sie auf Farbe praktisch verzichteten. Juan Gris ergriff die Aufgabe unter Beibehaltung farbiger Facetten. Die Farben als selbständige Eigenwesen aus der Verhaftung an die Gegenstände zu lösen und sie zur Eigenständigkeit zu befreien, das war den Malern im Gefolge von Paul Gauguin und Henri Matisse gelungen. Es bedeutete das Ende der naturalistischen Lokalfarbe. Während die eine Gruppe von Künstlern mit der Verselbständigung und Befreiung der Form experimentierte, war gleichzeitig eine andere auf die Farbe konzentriert. Auch sie erhielten von der Kunstkritik ihren Namen: Fauves, die «Wilden». Beide Bestrebungen waren nicht eigentlich Gegensätze. Sie bewegten sich aufeinander zu, und die Stunde ihrer Vereinigung war abzusehen. Zuvor aber gebührt Hermann Kirchner das Wort.

«Im Kubismus ist die Farbe nicht mehr in eine Raumesillusion gebannt. Hier hat sich der Schwellenübertritt innerhalb der Moderne vollzogen. Was daraus gemacht werden kann, hat mit dem vergangenen Schaffen nicht mehr zu tun als die ersten Stufen einer Treppe. Aber jede Treppe braucht auch die ersten Stufen. Trotzdem bekommen wir bereits auf den ersten Stufen die Richtung zum Aufstieg. Der Bann des Dreidimensionalen war gebrochen. Viele haben diese neuen Möglichkeiten erkannt und benutzen sie in völliger Freiheit als Gerüst für ihre ganz unterschiedlichen Aussagen.» Mit diesen Sätzen gibt Hermann Kirchner die eigene Position als schaffender Künstler an. Sie läßt sich im Rückblick des Beobachters innerhalb der klassischen Moderne noch genauer umschreiben.

Er fühlte sich selbst als jemand, der sich auf den ersten Stufen zum Aufstieg befand, und er fühlte sich den Gleichstrebenden verbunden, auch wenn sie in der nunmehr gegebenen Freiheit zu anderen Aussagen gelangten. Die nächste Verwandtschaft und die größte Ähnlichkeit spürte er gegenüber den Künstlern des Blauen Reiters und erlebte von ihnen als Zeitgenossen in den zwanziger Jahren Jawlensky, Kandinsky, Klee, die sich mit Lyonel Feininger zur Gruppe der Blauen Vier zusammenschlossen. Hermann Kirchner war eine durch und durch eigenständige Persönlichkeit als Mensch wie als Künstler. Er hat nie imitiert, auch wenn er bewunderte. Was immer ihm als Anregung von anderen zugeflossen ist, hat er sich anverwandelt. Eine tiefwurzelnde Grundeinstellung verband ihn mit den genannten Künstlern. Er war wie sie abgeneigt, die neue Freiheit für einen persönlichen, subjektiven Expressionismus seelischer Inhalte unbedenklich zu nutzen. In dem Sinne, in dem Kandinsky über das Geistige in der Kunst schrieb, versuchten sie vielmehr im Zusammenwirken von Form und Farbe objektive Wesensaussagen zu gewinnen.

So wie die Retrospektive bei Cézannes Tod 1906 die entscheidende Grundlegung der Kunst des 20. Jahrhunderts vorbereitete, so bezeichnet die Ausstellung des Pariser Malers Robert Delaunay (1885–1941) in der Galerie des «Sturm» zu Berlin im Jahre 1913 den ersten großen Meilenstein ihrer Weiterentwicklung. Besonders beachtet wurde die brillante Rede, die Guillaume Apollinaire (1880–1918) zur Eröffnung hielt. Er bezeichnete die Art und Weise, wie Delaunay den Kubismus eines Braque und Picasso mit dem Fauvismus des Henri Matisse und seiner Schüler verband, als Orphismus und gab damit einem Stil besonderes Gewicht, der die Zukunft der europäischen

Malerei bedeutete. Die Blauen Reiter in München fühlten sich durch Delaunay derart in ihrem eigenen malerischen Streben bestätigt, daß sie ihn als einen der Ihren betrachteten. Kandinsky lud ihn ein, in Zukunft mit ihnen gemeinschaftlich auszustellen. Tatsächlich ist das besondere Ereignis, das hier in Berlin im Jahre 1913 sichtbar und von Apollinaire ins allgemeine Bewußtsein gehoben wird, die Synthese von Form und Farbe, die verloren zu gehen drohte. Denn Braque und Picasso hatten auf die Farbe verzichtet, als sie die Form aus der Verhaftung an naturgegebene Gegenstände lösten und die Vielfältigkeit im transparenten zweidimensionalen Raum als neues Ordnungsprinzip benutzten. Andererseits war den Fauves um Matisse die Farbe, die sie der lokalen, gegenständlichen Bindung entrissen hatten, in ihrer ganzen Leuchtkraft übergequollen und drohte die Begrenzung durch formale Gegebenheiten wegzuschwemmen. Delaunay war einer derjenigen, die eine Versöhnung solch scheinbar gegenläufiger Tendenzen zustande brachten. Fächerartiges Übereinanderschieben der Flächen und prismatische Stapelung gehen Hand in Hand mit koloristischen Akzentuierungen, die dem Zusammenschmelzen der Komposition dienen. So hatten es auch schon die Münchener versucht, etwa August Macke oder besonderes Franz Marc. Sie fühlten sich nun bestätigt und ermutigt. Es war ganz besonders Lyonel Feininger (1871–1956), der sich von Delaunays «orphischem Kubismus» angesprochen fühlte. Sein lange Zeit unzugängliches Frühwerk ist gerade eben erst in einer bedeutenden Ausstellung in Washington der Weltöffentlichkeit vorgestellt worden. In dem erst in diesem Augenblick möglichen Gesamtüberblick über das Oeuvre seines Lebens wird der Durchbruch sichtbar, den die Begegnung mit Delauny für ihn bedeutete. Angeregt von diesen Versuchen, Formen und Farben im transparenten Bildraum prismatisch zu fächern, entwickelt er seine eigene, unverkennbare, visionär wirkende Sprache, die auf der zweidimensionalen Ebene durchsichtige Farbflächen zu unendlichen Räumen staffelt. Das wird besonders auf seinen Architekturlandschaftsbildern deutlich, geht aber weit darüber hinaus in seiner grundsätzlichen Bedeutung. Hermann Kirchner ist vierzehn Jahre jünger als Delaunay, zwanzig Jahre jünger als Franz Marc und fast drei Jahrzehnte jünger als Lyonel Feininger. Und so fügt sich sein Werk in die künstlerische Umwelt dieser Älteren als Weiterführung und Fortsetzung ein. Der Kubismus, von dem er in dem angeführten Zitat spricht, ist der orphische.

Bevor der Versuch unternommen wird, herauszufinden, inwiefern Hermann Kirchner über alle Anregungen der künstlerischen Umwelt hinausgeht und Neuland betritt, ist es angebracht, bei der Betrachtung einiger Bilder zu verweilen.

Möwen über dem Meer (Abb. 24)

Die Farben Blau, Grün, Weiß sind in transparenten Flächen zusammengesetzt, Flächen, die in ihrer Bewegung und Formengeste die Grundtendenzen der geraden und der gewellten Linie in sich tragen. Weiß strahlt das Licht im Blau des Äthers, beide Farben in breiten, diagonal den Bildraum durchflutenden Bahnen. Die im unteren Bilddrittel horizontal, flach schwingenden Wellen fügen die grüne Farbe hinzu. Sie werden aber gleichzeitig von den Licht-Luft-Diagonalbahnen in Weiß und dunklerem und hellerem Blau durchzogen. Dadurch entsteht ein vielschichtiger, in Tönungen gebrochener durchsichtiger Farbraum. Das lichtdurchflutete Luft-Wasser-Element dehnt sich ins Unendliche und Überräumliche. Jenseits von «Zeit» und «Raum» fliegen darin zwei Vögel in Weiß und hellem Blau. Sie nehmen die Farben des Licht-Luft-Äthers auf. Sie wiegen sich über den schwingenden Wellen in den Diagonalbändern der Strahlenbahnen, beide Formtendenzen verbindend. Im Mittelpunkt des Bildes begegnen sie sich in einem gleitenden Wirbel aufeinander zu und sind im Begriff, sich zu umfliegen. Die bewegte Farb-Form beginnt an diesem zentralen Orte zu kreiseln und nimmt den Betrachter mit, der sich diesem Spiel hinzugeben bereit ist.

Springende Pferde (Abb. 21)

Von links und rechts und von oben dringen rote Flammenzungen in das blaue Bildfeld ein. Dunkleres Blau begleitet sie. In der Mitte bilden sie eine von rechts sich öffnende Form, aus der ein Pferd entspringt, von links ein hell und dunkelrotes Band, das sich um das andere zurückgewendete Pferd schließt. Das Blau des Grundes und das hereinbrechende Rot mischen sich in Leib, Kopf und Gliedmaßen der Pferde zu Violett, aber derart, daß das Blau vom Rot durchströmt und das Rot vom Blau gebändigt wird. Es findet eine überaus dramatische Auseinandersetzung zwischen der Angriffslust des Rot und der tiefen Ruhe des Blau statt. Formal sind es rote Zungen, die das flächige Blau in Unruhe bringen.

Darin stellen die galoppierenden Pferde die stärkste Verdichtung dar. In ihnen haben sich auch die beiden Kontrahenten Rot und Blau gleich zu gleich vermählt. Etwas aus der Mitte nach links verschoben bildet sich ein bewegtes Oval, das nach rechts oben offen bleibt und sich nach links einrollt. Die reichste farbige Durchdringung der Flächen findet unten statt in roten, blauen, dunkelvioletten und hellvioletten spitzen Dreiecken. Ein notwendiger Ausgleich für das vehemente Oval der Begegnung der Pferde, zugleich ein Blick in die überräumliche Kühle und Ferne der blauen und blauvioletten Brechungen. Sie steigern die roten und rotvioletten flammenden und kreisenden Formen darüber in ihrer feurigen Nähe.

Einzug in Jerusalem (Abb. 30)

Beherrscht wird das Bildfeld von den schalenförmig herabhängenden Farbenbögen, die von Weiß über Pfirsichblüt sich bis zum Violett verdichten und dabei stetig vergrößern. Sie wirken wie die von oben hereinleuchtende Aura des Christus, der in weinrotem, weißumsäumtem Gewand in ihrer Mitte aufrecht auf der blauvioletten Eselin sitzt, farblich und formal in seiner strengen Senkrechte Mittelpunkt und Achse des Bildes. Auf der Erde, im unteren Drittel des Bildfeldes, spiegeln sich die Farben der Schalen-Aura in den ausgebreiteten Teppichen in rhomboiden und spitzwinkligen, teilweise gestreiften Feldern; in ihren verschobenen Quadraten bilden sie das irdische Pendant zu den himmlischen Halbkreisen im oberen Zweidrittelfeld. Von rechts schiebt sich in diesen aus sich überschneidenden, gestaffelten und sich durchdringenden Flächen gebildeten Über-Raum der Zug der beiden Esel, beginnend mit der präludierenden Verkleinerung des Hauptthemas, dann im Zentrum gefolgt von diesem selbst, violett der Körper, weiß Gesicht und Ohren, vom darauf thronenden weiß-weinroten Christus übergipfelt. Den natürlichen Halt gebieten dem stufig aufsteigenden Doppelthema die senkrecht stehenden Zuschauer, nach unten aufgelockert in zwei Knienden. Dem Zug der formalen Gegebenheiten folgend, verblaßt die von rechts oben eindringende mild rote Lichtwelt nach links zu in lila und bläuliche Töne und wird nur in den stehenden Gestalten noch einmal kräftig gespiegelt.

Diese Beschreibungen versuchten den künstlerischen Schaffensprozeß nachzuzeichnen und nachzuvollziehen. Sie sind nur als unvollständige Andeutungen gemeint. Deuten läßt sich ein wahres Kunstwerk nicht. Es hat ein unendliches Leben. Und wenn man meint, man habe es gedeutet, dann verbaut man sich den Weg zu weiteren Erfahrungen mit ihm. Ebensowenig betrachtet der Künstler sein Werk als fertig, wenn er den letzten Pinselstrich getan hat. Er weiß, daß er mit seinen Farben und Formen einen Prozeß in Gang gebracht hat, der sich in den Seelen der Betrachter fortsetzt.

Für Hermann Kirchner waren Farben und Formen, die er mit Stift und Pinsel gestaltete, sinnliche Erscheinungen und zugleich seelische und geistige Wirksamkeiten und Wirklichkeiten. Ein anderes Wesen offenbart sich im kühlen Blau, ein anderes im feurigen Rot. Ein anderes Wesen lebt in der geraden Linie, ihren Ecken, Zacken und Winkeln, ein anderes in der schwingenden Linie, dem Auf und Ab ihrer Wellen, dem Einwärts und Auswärts ihrer Spiralen, im Kreis und Oval ihrer sich vollendenden Rundung. Das vordergründig Gegenständliche wird übertönt von der viel intensiveren geistigen Aussagekraft der Farben und Formen. Nicht mehr in die dreidimensionale Raumesillusion «gebannt», offenbaren sie in den sich durchdringenden, unendlich gestaffelten Flächen eine neue Schöpfung.

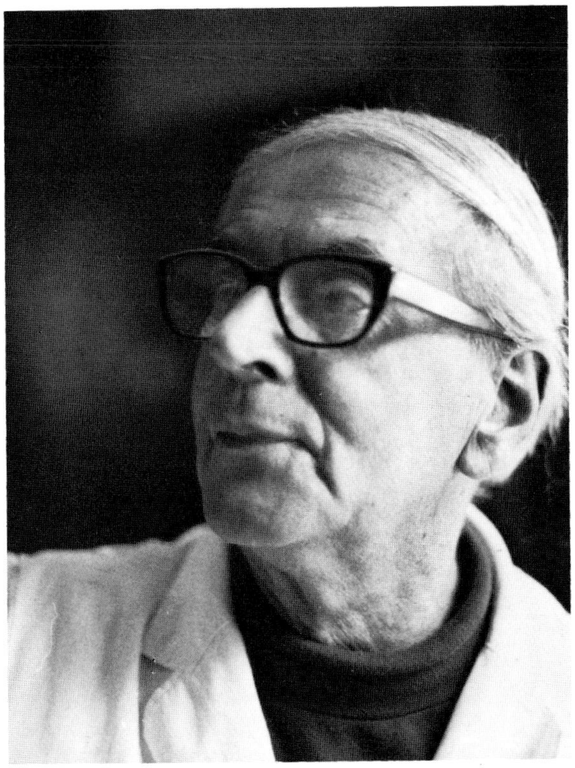

Hermann Kirchner um 1975

Aus den Werken der Meisterjahre spricht eine Klarheit und innere Disziplin, die sich nur einstellt, wenn der Künstler Selbsterziehung übt. Die Grundhaltung der Seele, die alles Egoistische zurücknimmt, um Farben und Formen ihrem reinen Wesen gemäß sprechen zu lassen, ist die Frucht meditativer Schulung. Durch sie kann sich das sinnlich-sittliche Wesen der Farben und der Formen zu voller Wirksamkeit entfalten. Hermann Kirchner sah in Rudolf Steiner den Lehrer, der ihm half, seine künstlerischen Fähigkeiten in Freiheit und Verantwortung zu entwickeln und den «neuen Möglichkeiten» «die Richtung zum Aufstieg» zu geben.

Urformen waren es, die er malend meditierte: Die Geburt des Mäander, Mittelpunkt und Peripherie in dynamischer Spannung, Sich-Einrollen, Sich-Ausrollen und Weiterrollen, Einatmen und Ausatmen der Form in der Bewegung. Ein Thema, das auch Franz Marc in seinen sogenannten Kämpfenden Formen aufgegriffen hat – anders natürlich, bei ihm wölkt sich die dunkle Form nach innen und versprüht die rotgelbe Form nach außen. Unter den Händen Hermann Kirchners wird das Motiv zur künstlerischen Manifestation dessen, was als Rhythmus durch alles Leben pulst, sei es im Kreislauf des Menschen, sei es im ganzen Kosmos. Denn es betrifft die «Große und Kleine Welt», wenn sich der Künstler in die Welt des Urbildlichen hineinbegibt. Geht es bei dem Mäander um das «Rund» und seine Verwandlungen, so beim Gegenstück um das «Eck» und seine Metamorphosen. Es ist die Auseinandersetzung mit den Grundkräften der Welt im Bereich der Form, die bei

keinem Maler unseres Jahrhunderts fehlt und die etwa bei Paul Klee angesprochen wird als «Die Schlangengöttin und ihr Feind».
Mit Pflanzen und Bäumen sind auf Kirchners Bildern nicht die Abbilder der Natur wiedergegeben, sondern es werden die ätherischen Lebenskräfte selbst, die im Innern wirken und die sie umströmen, sichtbar gemacht, wie sie auf- und niedersteigen und sich die goldenen Eimer reichen, in einem Reigen, der sich in Formen von organischem Wohllaut offenbart.
Tiere steigert Hermann Kirchner durch viele Metamorphosen hindurch zu einer formalen Einfachheit und Dichte, die über das hinausgeht, was sich bei Franz Marc in der wesenhaften Zeichensprache des Tierleibes konzentriert. Wie eine Weiterführung und Entstofflichung der Tiergestaltungen erscheinen manche seiner Bilder. Sie heben die zur Formgebärde verdichteten Leiber ins raumlose Astrallicht. Dort steht der Stier stracks aufrecht oder er ruht eingerollt. Horn und Mond bilden eine Gleichung in dieser mikro-makrokosmischen Mathematik. Doch Stiere treten auch im Trupp zum Angriff an und werfen ihre roten Hörner vor sich her, unfähig, ihre Cholerik hinter der Mauer scheinbaren Phlegmas zu verbergen. Vögel fahren mit mächtigen Schwingen durch ein wogendes Meer, in dem sich Luft und Wasser vermählen. Pferde tummeln sich und springen mutig in ihren unnachahmlichen Bewegungen. Rehe äsen still beieinander, grazil und zerbrechlich. Urbildliche Wesensformen werden da vom Künstler sichtbar gemacht, in denen sich das Tierreich in seiner geistigen Vielgestalt offenbart.
Auf den Landschaftsbildern türmen sich Gebirge zu kristallinischen Gesteinsmassiven, oder es staffeln sich die Tannen in transparenten Dreiecksmetamorphosen. Nie fehlt die Beziehung zum Kosmos im Tages- oder Nachtgestirn, das sich ob aller irdischen Zerrissenheit und Eckigkeit zur Vollkommenheit des Balles rundet. Gedrängt sind die Wohnungen der Menschen in den Städten, sie hausen in Labyrinthen. Doch der Dom ragt darüber gen Himmel wie eh und je, mit steilen Dächern und schwingenden Strebebögen und mit dem nadelspitzen Turm, Erinnerung an die Kreuzkirche in Breslau aus Kindheitstagen.
Frauen am Meer, Krugträgerinnen am Brunnen, Einzug in Jerusalem, Kreuztragung – die Szenen haben in biblischer Monumentalität urbildliche christliche Seelenerlebnisse sichtbar und durchsichtig gemacht, Stufen des Pilgers am Kalvarienberg. Im Mittelpunkt das Geschehen von Golgatha, das den Maler zeit seines Lebens zutiefst bewegte und in seinem Werk in ständigen Wandlungen wiederkehrt, zuletzt zum schlichtesten Urbild der drei Kreuze als Quinta Essentia meditativ verwirklicht. In seiner Intensität als Erlebnis ein Gipfel, zu dem auch Stufen am Kalvarienberg der Menschheitsgeschichte hinaufführen: so die Grundfesten der ägyptischen Kultur, sichtbar gemacht durch den Einweihungsschlaf des Horus im Herzen der Pyramide, so das

Leben der Phantasie in den griechischen Mythen wie Leda mit dem Schwan oder Orpheus und Eurydike. Urbilder der Menschheitsgeschichte, deren Sichtbarmachung ihm in vielen Metamorphosen immer vollkommener gelang.
Da darf dann auch das menschliche Antlitz nicht fehlen, dem sich der Maler mit besonderer Eindringlichkeit widmete. Es liegt nahe, dabei einen Blick auf Jawlensky zu werfen, dem das Gesicht des Menschen so stark zur Pforte geistig wesenhafter Offenbarung geworden war, daß er sich metamorphosierend ausschließlich mit ihm befaßte. Hermann Kirchner ging auch hier seine eigenen Wege. Durch die Züge des Antlitzes spricht auch für ihn weit mehr als Freud oder Leid oder andere Seelenregungen. Es sind höhere Hierarchien, die sich in den transparenten, leuchtenden oder glühenden Farben entschleiern, aus deren Fluten und Weben ein Menschenantlitz auftaucht. Es darf die Züge des Christus selbst annehmen, der aus dem Menscheninnern spricht so gut wie aus dem Weltenall.
Im unendlichen Farbraum gestaffelter Flächen erscheint eine Welt von Urbildern auf den Tafeln Hermann Kirchners als neue Schöpfung des Künstlers «parallel zur Natur». Die Verantwortung, die der Maler in der ihm gewährten Freiheit fühlte, verbot ihm, allzu persönliche, subjektive Seelennuancen in diese Welt der Formen und Farben einfließen zu lassen. Nirgendwo wird das so deutlich wie bei der Berglandschaft, die er als Hommage für seinen Namensvetter Ernst Ludwig Kirchner gemalt hat. Dieser Meister der Brücke, den ein tragisches Schicksal und die brutale Verfolgung durch das nationalsozialistische Regime in Depression und Verzweiflung untergehen ließen, zeigt in allen seinen Schöpfungen die eigene Seele und was in ihr brodelt, was als treibende Ausdruckskraft die Formen und Farben expressionistisch steigerte. In Hermann Kirchners Berglandschaft dagegen weht reine Gebirgsluft, in der die Farben sich in objektiver Klarheit mit den Formen vermählen. Es ist, wie wenn ein Malerfreund dem anderen die Hand reichte, um ihn aus Seelenängsten zu retten.
Es ist Brauch geworden, eine «heile Welt», wo immer sie auftauchen mag, zu belächeln. Spott und Ironie entspringen dabei gewöhnlich der Unfähigkeit, mit der eigenen Zerrissenheit und Heillosigkeit fertig zu werden. Und wir gewähren dem Künstler die Freiheit, daß er uns an all seinen Unfertigkeiten, Versuchungen und Verirrungen wie selbstverständlich teilnehmen läßt. Doch gerade das hätte Hermann Kirchner mit seinem Gewissen nicht vereinbaren können. Da mußte er erst hindurch, damit mußte er fertig werden, bevor er auf dem Weiß der Bildtafel die Farben strömen ließ. Seine heile Welt ist nicht eine unzerstörte Welt der Vergangenheit, sondern eine wiederaufgebaute Welt der Zukunft. Dorthin zu gelangen, braucht es einen langen Weg strenger Selbsterziehung und unablässigen Übens. Hermann Kirchner wurde nicht müde, ihn immer wieder zu gehen. Wir sind eingeladen, mit ihm zu wandern.

Verzeichnis der Abbildungen

1 Geburt des Mäander V, um 1975. Aquarell auf Hartfaserplatte 120 × 95 cm*
2 Vier Frauen am Meer, um 1960. Aquarell auf Hartfaserplatte 87 × 62 cm
3 Samenkorn XVI, um 1977. Aquarell auf Hartfaserplatte 114 × 69,5 cm
4 Baum im Frühling, um 1967. Aquarell auf Hartfaserplatte 92 × 67 cm
5 Pflanzen, um 1967. Aquarell auf Hartfaserplatte 84,5 × 61,5 cm
6 Morgenstimmung, um 1973. Aquarell auf Hartfaserplatte 67,5 × 43,5 cm
7 Sonnenaufgang III, um 1970. Aquarell auf Hartfaserplatte 81,5 × 59 cm
8 Mondschein, um 1963. Aquarell auf Hartfaserplatte 103 × 86,5 cm
9 Stilleben, um 1965. Aquarell auf Hartfaserplatte 64,5 × 58 cm
10 Nächtlicher Palast, um 1965. Aquarell auf Hartfaserplatte 62 × 37,5 cm
11 Formstudie, um 1965. Aquarell auf Hartfaserplatte 45,5 × 30 cm
12 Rialtobrücke, um 1960. Aquarell auf Hartfaserplatte 81 × 61 cm
13 Nächtliche Stadt, um 1963. Aquarell auf Hartfaserplatte 94,5 × 70,5 cm
14 Winter im Gebirge, um 1960. Aquarell auf Hartfaserplatte 39 × 34,5 cm
15 Domviertel III, um 1960. Aquarell auf Hartfaserplatte 53,5 × 80 cm
16 Kirche im Schneegebirge, um 1962. Aquarell auf Hartfaserplatte 64 × 62 cm
17 Gebrochenes Pentagramm, um 1960. Aquarell auf Hartfaserplatte 62,5 × 56 cm
18 Liegende Kuh, um 1965. Aquarell auf Hartfaserplatte 92 × 75 cm
19 Rotbrauner Stier, um 1965. Aquarell auf Hartfaserplatte 86 × 67 cm
20 Reiter, um 1965. Aquarell auf Hartfaserplatte 56,5 × 45 cm
21 Springende Pferde, um 1965. Aquarell auf Hartfaserplatte 117 × 17 cm
22 Rehe, um 1960. Aquarell auf Hartfaserplatte 72 × 51 cm
23 Herde, um 1958. Holzbeize auf Papier 61 × 43 cm
24 Möwen über dem Meer I, um 1967. Aquarell auf Hartfaserplatte 87 × 65 cm
25 Möwen um 1965. Aquarell auf Hartfaserplatte 76 × 59 cm

* Breite × Höhe

26 Tempelschlaf I, um 1970. Aquarell auf Hartfaserplatte 85 × 51 cm
27 Ägyptischer Kopf, um 1967. Aquarell auf Hartfaserplatte 59 × 76 cm
28 Leda, um 1967. Aquarell auf Hartfaserplatte 86 × 67 cm
29 Orpheus III, um 1965. Aquarell auf Hartfaserplatte 62,5 × 95,5 cm
30 Einzug in Jerusalem IV, um 1970. Aquarell auf Hartfaserplatte 92 × 75 cm
31 Kreuztragung II, um 1970. Aquarell auf Hartfaserplatte 87 × 51 cm
32 Melancholie, um 1960. Aquarell auf Hartfaserplatte 78,5 × 100,5 cm
33 Golgatha I, um 1970. Aquarell auf Hartfaserplatte 98 × 72 cm
34 Inkarnation VI, um 1970. Aquarell auf Hartfaserplatte 73 × 55 cm
35 Ecce Homo, um 1964. Wachskreide auf Papier 15 × 21 cm
36 Geburt des Lichts, um 1964. Wachskreide auf Papier 17,5 × 20,2 cm
37 Hochwald, um 1965. Wachskreide auf Papier 15 × 21 cm
38 Nächtliche Arabeske, um 1968. Wachskreide auf Papier 27,8 × 19.6 cm
39 Baum im Gebirge, um 1956. Holzbeize auf Papier 43 × 61 cm
40 Zwei Frauen mit Krügen, um 1958. Holzbeize auf Papier 43 × 61 cm
41 Kopf, um 1964. Tusche auf Papier 45 × 64,5 cm
42 Gespräch, um 1960. Tusche auf Papier 45 × 62,5 cm
43 Mädchen mit Blume, um 1958. Tusche auf Papier 31,5 × 45,5 cm
44 In Hand gestützter Kopf, um 1955. Tusche auf Papier 31 × 44 cm
45 Wald, um 1955. Tusche auf Papier 31,3 × 45,1 cm
46 Kopf einer Dame, um 1960. Tusche auf Papier 35 × 50 cm
47 Tanzende, um 1960. Tusche auf Papier 35,5 × 50 cm
48 Kopf, um 1958. Tusche auf Papier 31,3 × 45,4 cm
49 Dürrenmatt: Die alte Dame, um 1965. Wachskreide auf schwarzem Karton 51 × 70 cm
50 Geometrisches Profil, um 1962. Tusche auf Papier 35 × 50 cm
51 Kopf aus Senkrechten, um 1967. Wachskreide auf schwarzem Karton 51 × 70 cm
52 Begegnung, um 1968. Wachskreide auf schwarzem Karton 70 × 51 cm
53 Odysseus und die Sirenen, um 1965. Wachskreide auf schwarzem Karton 70 × 51 cm
54 Baum, um 1968. Wachskreide auf schwarzem Karton 70 × 51 cm
55 Ritter Georg, um 1965. Wachskreide auf schwarzem Karton 70 × 51 cm

56 Die Phorkiastöchter, um 1966. Wachskreide auf schwarzem Karton 70 × 51 cm
57 Bäume, um 1960. Tusche auf Hartfaserplatte 75,5 × 62 cm
58 Fasane, um 1966. Wachskreide auf schwarzem Karton 70 × 51 cm
59 Granitberg, um 1958. Wachskreide auf schwarzem Karton 70 × 51 cm
60 Minotaurus, um 1966. Wachskreide auf schwarzem Karton 70 × 51 cm
61 Fischer, um 1968. Wachskreide auf schwarzem Karton 70 × 51 cm
62 Blätter aus Schrägen, um 1966. Wachskreide auf schwarzem Karton 51 × 70 cm
63 So leben wir und so weiter, um 1965. Kugelschreiber auf Papier 25 × 21 cm
64 Der erhobene Zeigefinger, um 1965. Kugelschreiber auf Papier 25,5 × 21 cm
65 Macht des Talars, um 1965. Kugelschreiber auf Papier 25 × 19,7 cm
66 Diagnose, um 1965. Kugelschreiber auf Papier 26 × 21 cm
67 Nicht immer hat Morgenstund Gold im Mund, um 1965. Kugelschreiber auf Papier 25 × 20,3 cm
68 Man schätzt sich, um 1965. Kugelschreiber auf Papier 25 × 21 cm
69 Oma ratlos, um 1965. Kugelschreiber auf Papier 25 × 21 cm
70 Lächerlich möcht überzeugen, um 1965. Kugelschreiber auf Papier 25 × 21 cm
71 Michael, um 1964. Bemalter Beton, Höhe 142 cm
72 Inkarnation, um 1967. Beton 68 × 82 cm
73 Mutter mit Kind, 1963. Gekalkte Eiche 71 × 95 cm
74 Franziskus, 1963. Limba 97 × 136 cm
75 Leda, um 1950. Holz, Höhe 45 cm
76 Viergetier, 1963. Italienischer Schiefer 110 × 51 cm
77 Weltenseele, 1963. Gekalkte Eiche 177 × 73 cm
78 Viergetier, um 1970. Weißer Marmor, Höhe 100 cm
79 Archaischer Kopf, um 1968. Holz, Höhe 16 cm
80 Kopf, um 1957. Holz, Höhe 22 cm